U0381351

拜德雅
Paideia

EVERYTHING
Is an EMERGENCY
万事大"急"

[美]杰森·亚当·卡赞斯坦 _ 著

张仲宇 _ 译

我与 强迫症 的故事

An OCD Story in Words and Pictures

Jason Adam Katzenstein

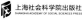
上海社会科学院出版社
SHANGHAI ACADEMY OF SOCIAL SCIENCES PRESS

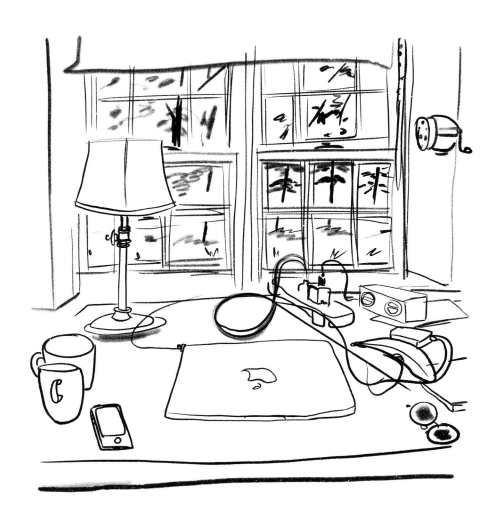

这部漫画从写作、绘画，到重写、重画，
再到分享、绞尽脑汁修改，并最终被赋予生命，
这一切都完成于麦克道威尔文艺营。
谨向这个美妙的地方和这里的每一个人致以我的爱和感激。

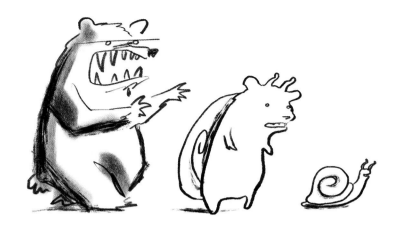

在超现实主义中，就像在梦境和漫画中一样，
事物会毫无预兆地变得面目全非。

——大卫·萨利

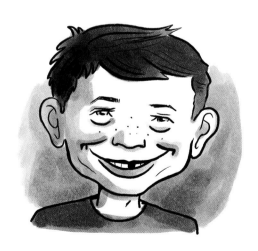

什么？我怕个屁！

——艾尔弗雷德·E.纽曼

万事大"急"

本书注释见书末

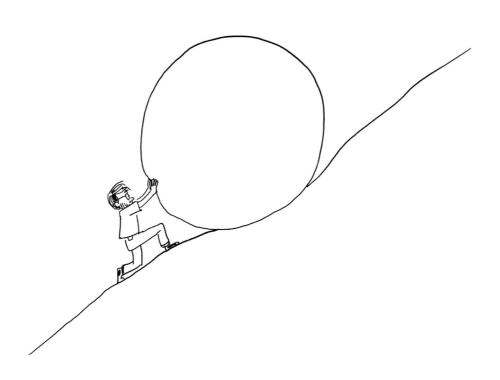

第一个引起我恐惧的东西
是我爷爷奶奶家这尊雕像。

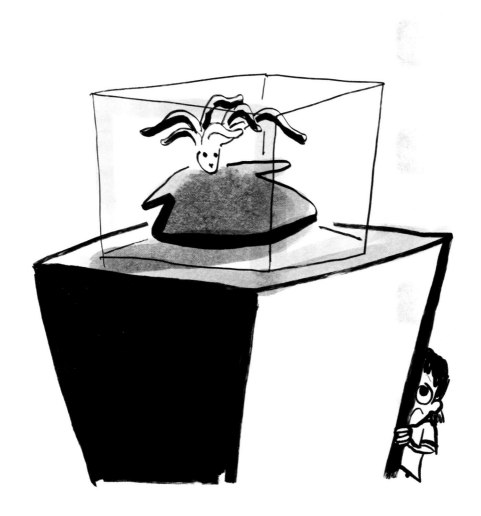

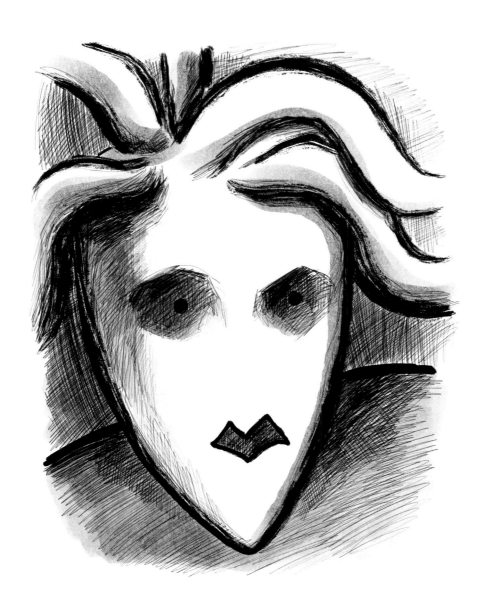

我的恐惧总是千奇百怪。

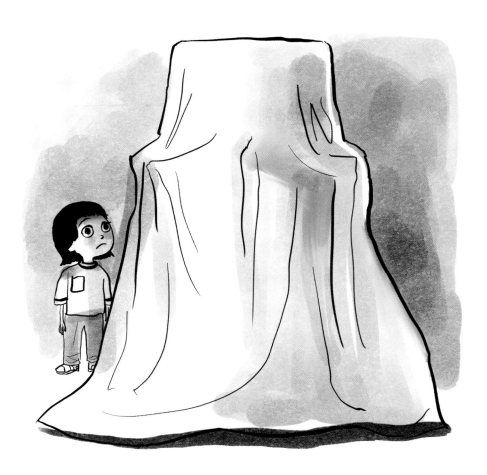

每次去他们家的时候，

我都会先瞥一眼客厅，

我得先确认一下这尊可怕的雕像是老老实实待在那儿的。

当然，她每次都在。

直到有一天，
我爸妈终于发现我一直在躲这尊雕像。

我们再次去爷爷奶奶家时：

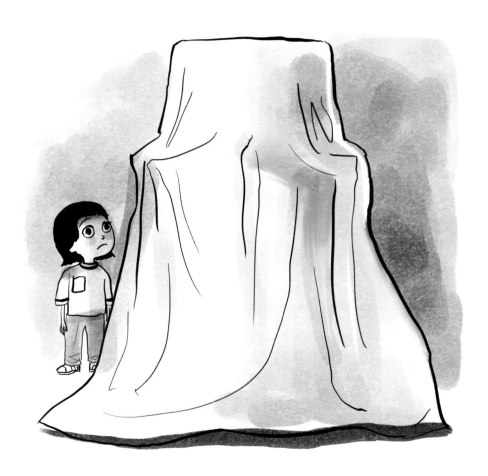

我知道她依然在那下面，不过目前她没那么吓人了。

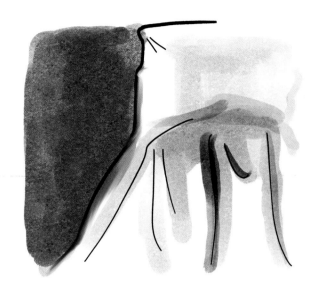

目前看来，这样就够了。

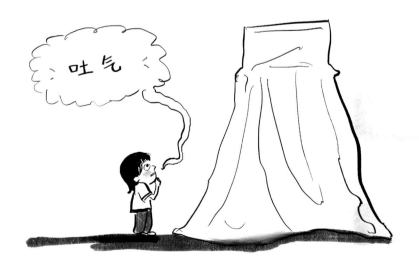

我小时候另一个恐惧的东西是玛德琳·伦格尔的《时间的皱褶》。

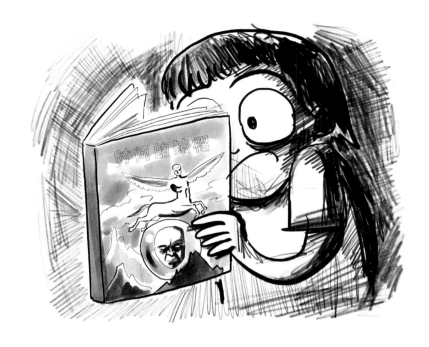

我的噩梦是我的潜意识写下的关于红眼男的原创故事，怪诞的同人小说。

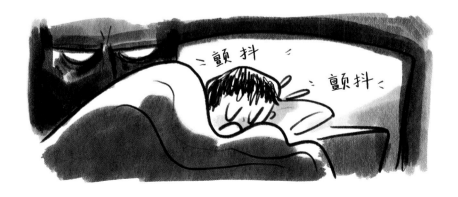

我爸教我，如果做噩梦了，

醒后就把枕头翻个面，

这样，再睡下的时候就会做不一样的梦。

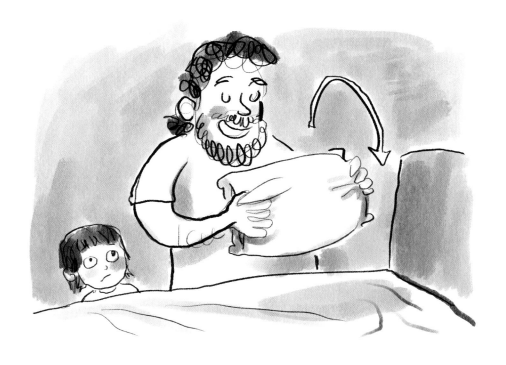

这让我感到舒心。

我还有个额外的预防手段：再睡下的时候，

我会把自己完全罩在被子下面，

这样就没有任何东西和人可以找到我了。

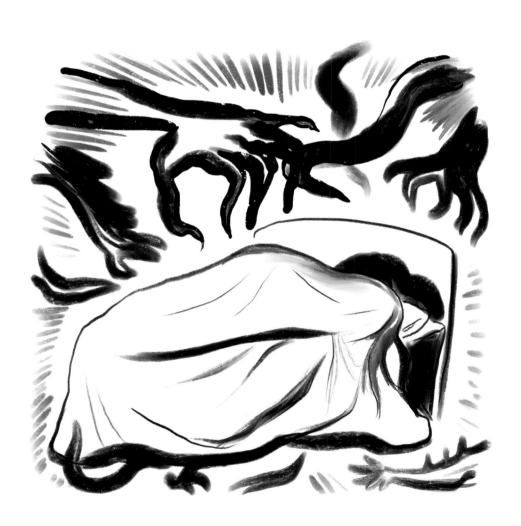

早上，我爸用一张棕色的纸
把《时间的皱褶》的封面包了起来。

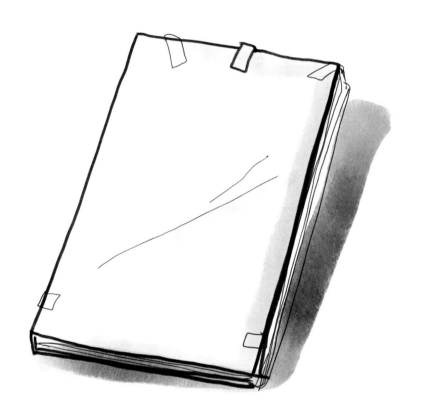

然后，他把它藏了起来，没跟我说藏在哪儿。

我暂时又安全了。

爸妈出门的时候，我就会醒着躺在床上，
害怕他们意外身亡，想象各种惨烈死法。

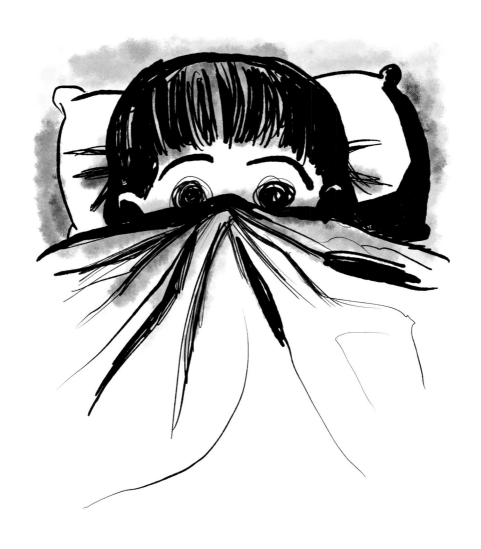

我无法睡着，直至听到车库的门打开。

我跟我妈说，闭上眼睛的时候，
我脑海里就会浮现出一些图画。

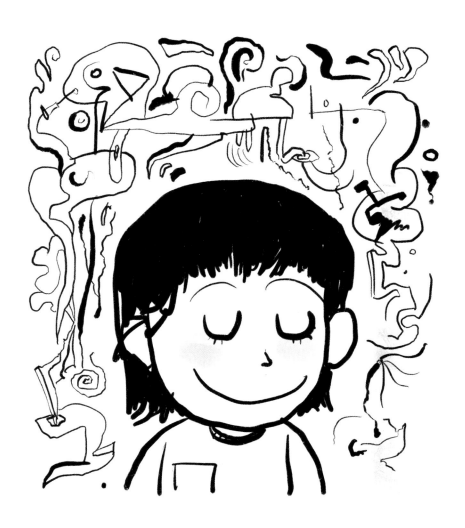

在我能够掌控这些图画的时候，
这就是我最爱做的事情。

我一直在看一位叫玛丽的儿童发展专家。
我那时候并不知道，我爸妈要离婚了，
我妈请她来是为了帮我作好心理准备。
实际上，玛丽是把这个坏消息告诉我的人。

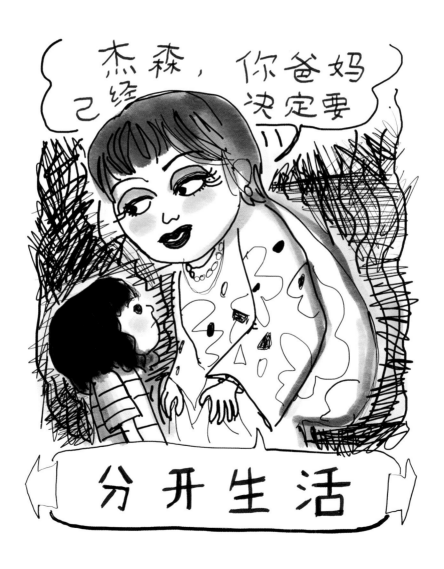

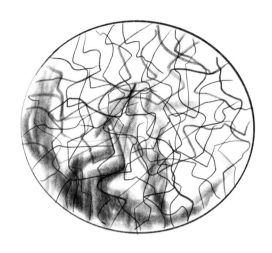

我的世界出现了一些裂缝，
裂缝的一边是事情应该的样子，
另一边则是事情实际的样子。

这些裂缝让我愤怒。
每件事情都让我愤怒。

生活中有很多事情明明
都标准不一，
但我非要强行找到
一个标准并严格执行。

每件事情都得有个
应该的样子或方式。

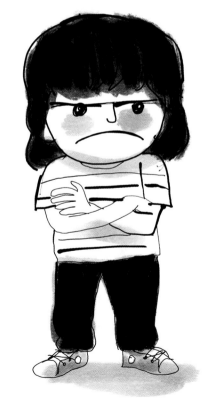

我碗里的麦片粥
跟包装盒上的
不一样……

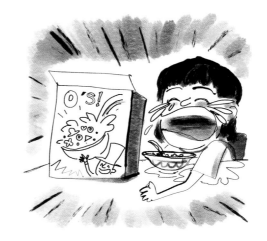

我看了《天生一对》这部电影，

从中学到一点，那就是在我爸约会时，只要我脸足够臭，她们就会被吓跑，

我爸也会意识到他终究和我妈才是一对。

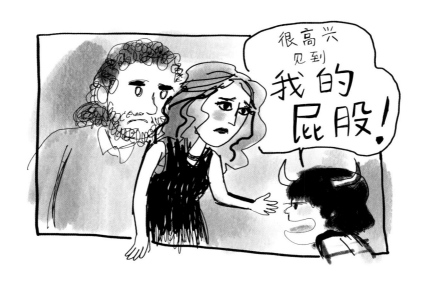

但现实从未像电影那样展开。

我的世界要是裂开了，
我不知道会发生什么，
我也不想知道。

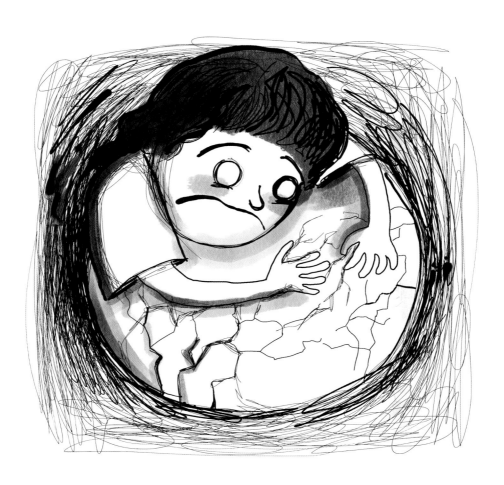

当我闭上双眼，我就能看到一个想望的世界。

我幻想有一台机器，
可以把我脑子里的东西转化为现实。

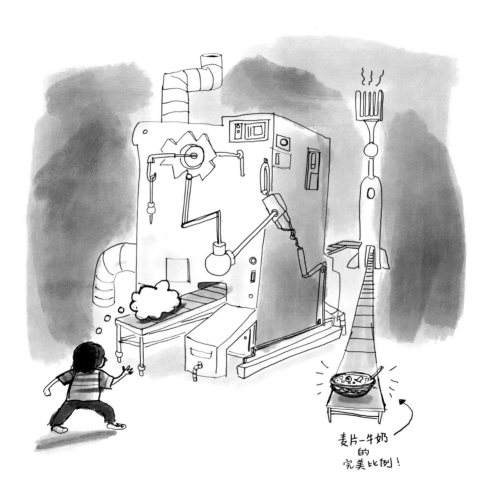

麦片-牛奶
的
完美比例！

我把每件事情都画成它们**应该**的样子。

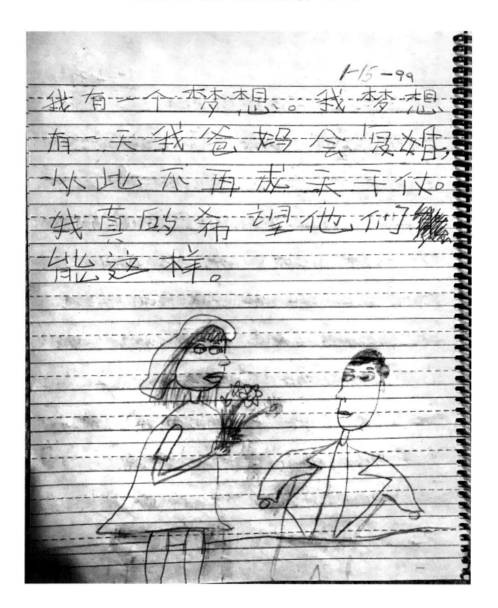

和小伙伴玩耍时，
我也很好强。

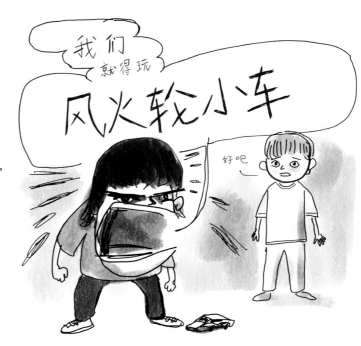

我永远忘不掉
朋友妈妈当"礼物"
送给我的这件T恤。

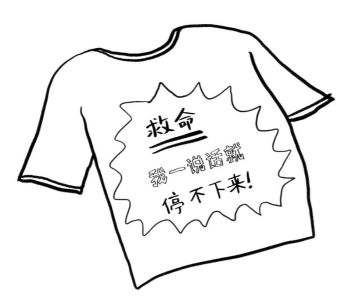

我和其他几个男孩一起参加了玛丽的团体治疗。

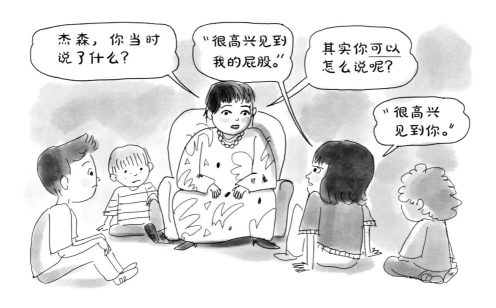

我们的共同特点是，
我们的爸妈都能够——而且的确——花钱
打发我们到一位儿童团体心理治疗专家这里来。

玛丽让我们每个人写一个故事。

我们需要想出自己的一个缺点，

再编一个具有这个缺点的角色出来。

从前，有只鸭子叫哆嗦，

他是如此如此如此蛮横。

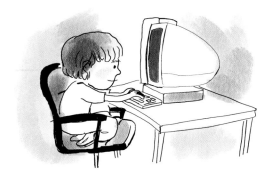

我写出了我的代表作——《蛮横鸭》。

我在这个故事中迷失了。我让哆嗦踏上了冒险之旅。

我还用微软画图工具把他画了出来。

我都忘了我应该致力于描写我自己，应该把重点放在我的角色设计上。

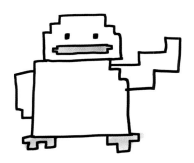

蛮横的鸭子：艺术家肖像

在我爸的新公寓，我和我弟睡一张床，
我辗转反侧。到了早上：

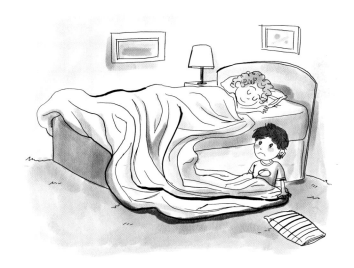

我睡不着。我不喜欢这张床。
我不想待在这个公寓里。
周遭的世界让我火大。

进入这种情绪状态的时候，我就致力于创作哆嗦。

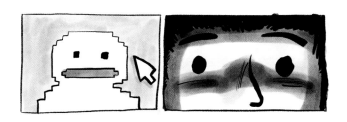

最终，我掌控了这台能把我的想法转化为现实的机器。

我开始跟我继父吵得不可开交。

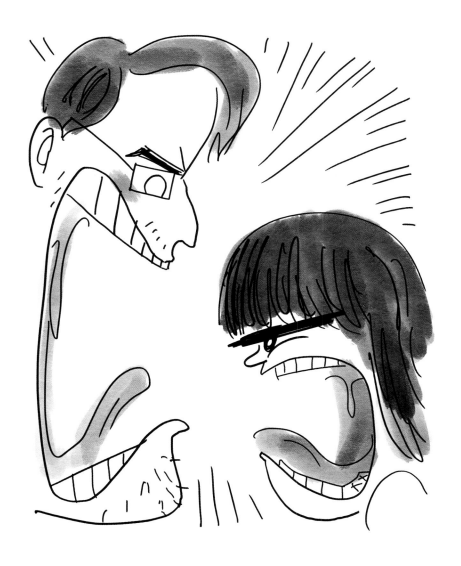

他声音更大，所以他赢了。

我仔细观察他的脸，就好像我正在画他。

在构图中，观看者首
先看的是眼睛和有文
字的部分

光源在顶上

眼线

暗面

投影

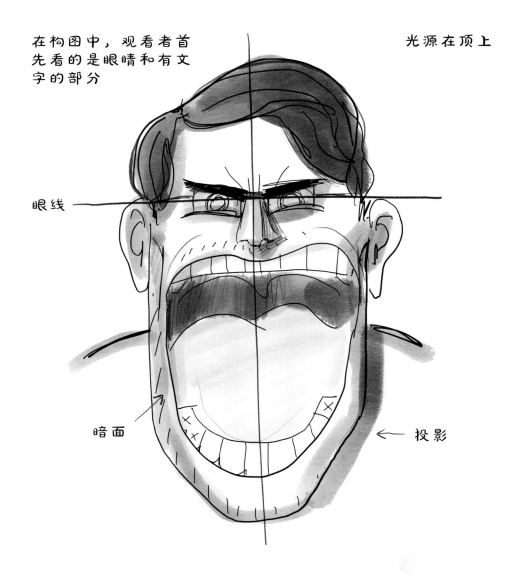

大吵之后，我就在卧室里嚎啕大哭。

我想一个人待一会儿，但也希望他听到并进来道歉。

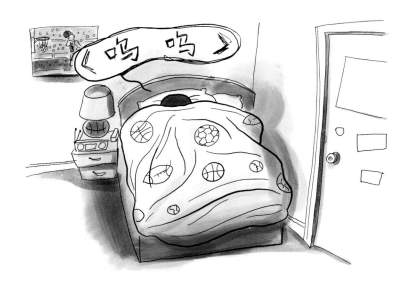

我试图记住自己当时的感受，

并发誓绝不把这种感受施加给他人。

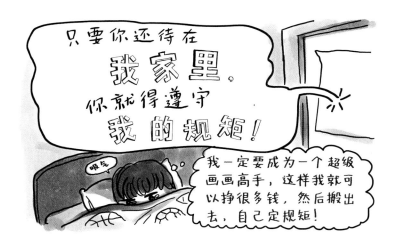

我反复做着这个噩梦。

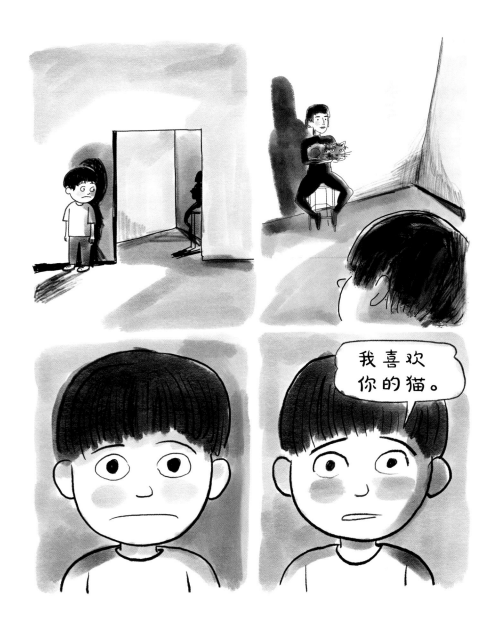

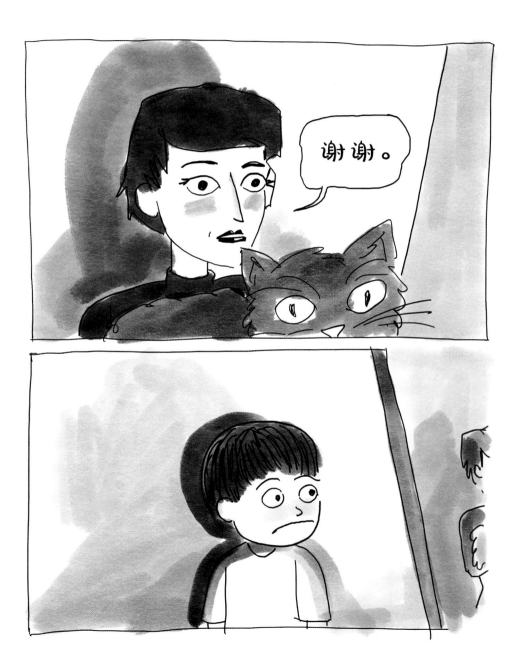

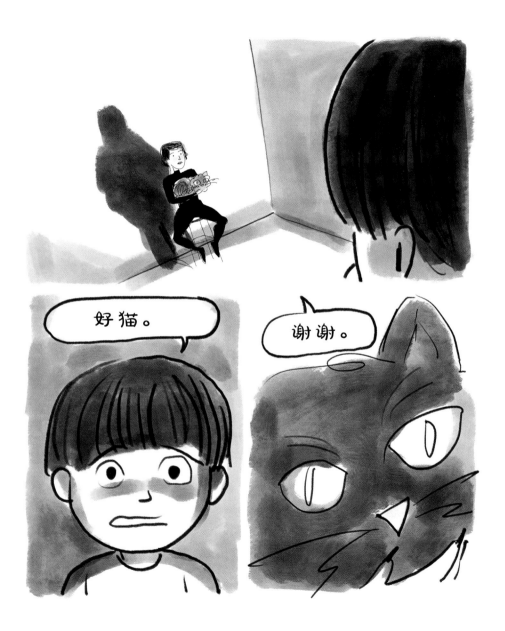

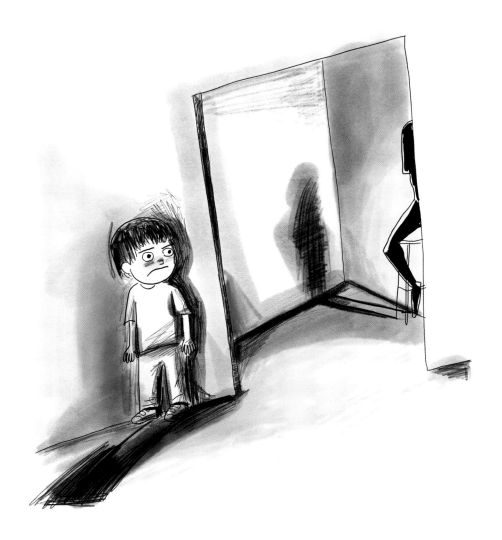

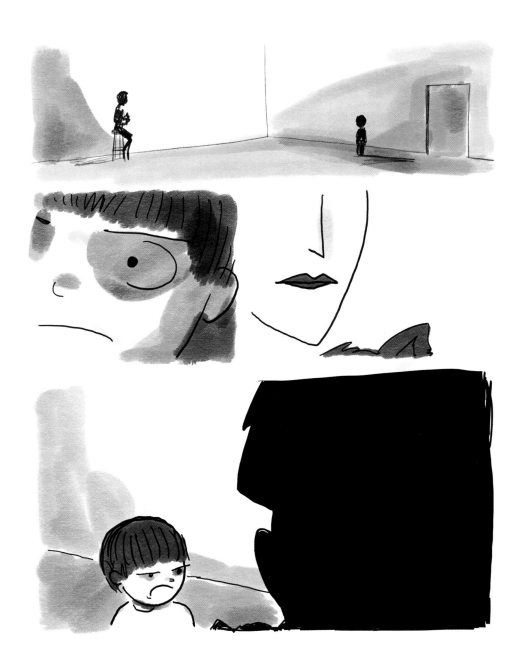

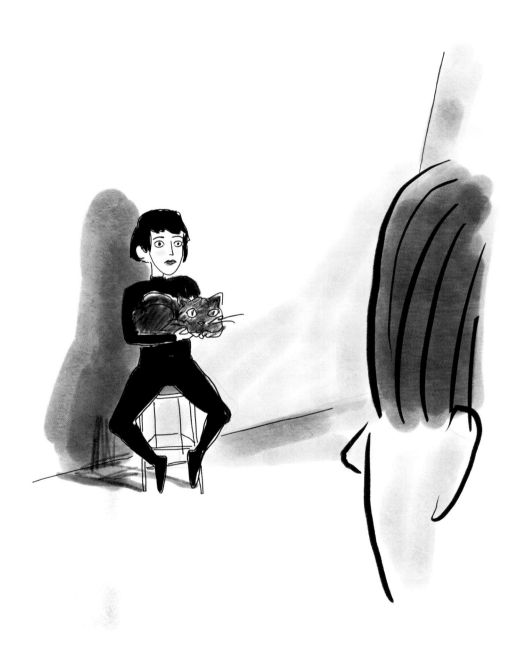

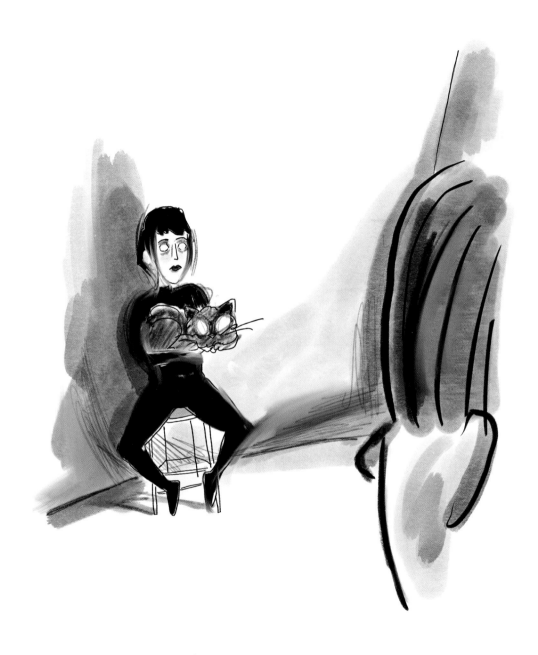

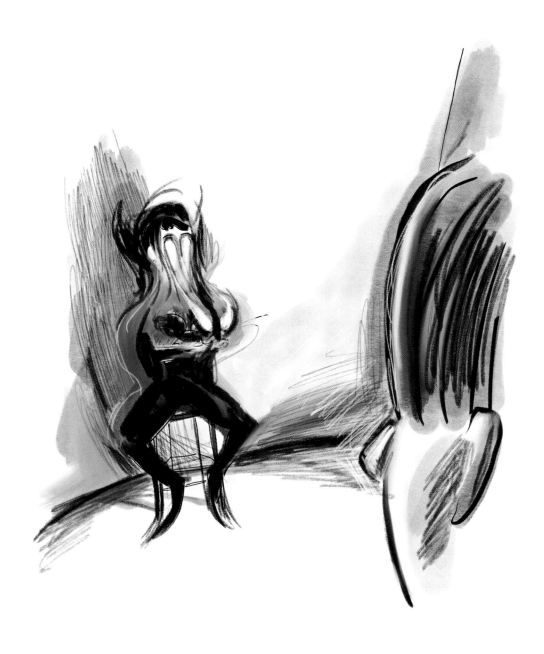

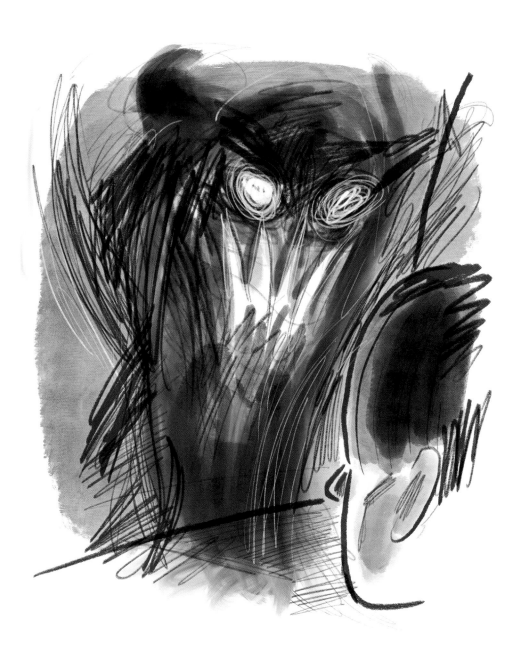

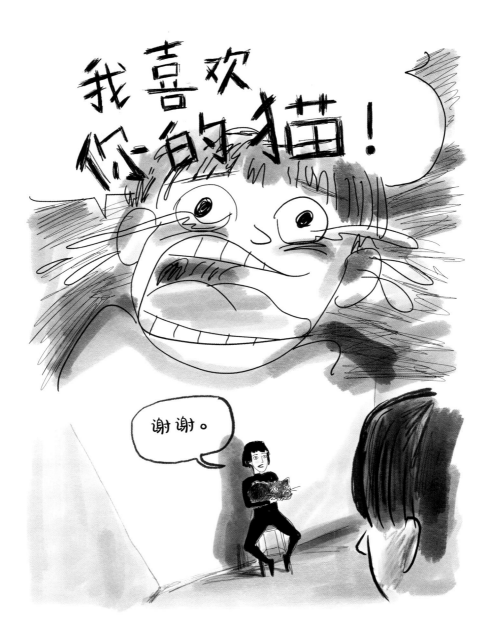

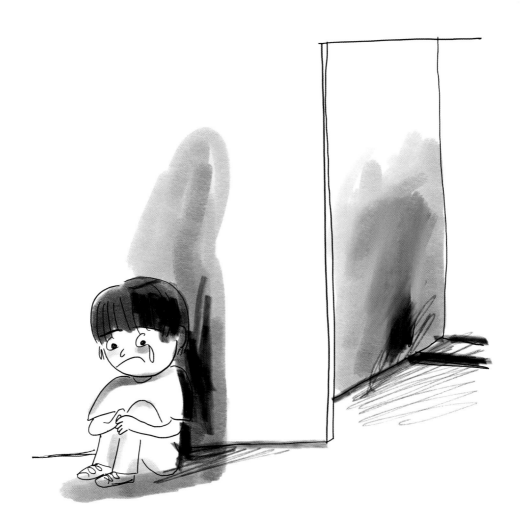

只要醒着，我就会搜寻一切我能掌控的东西。

我开始注意自己的身体，它跟我在漫画里见过的那些完全不一样。

我开始进行无碳水化合物的饮食，每天做一百个仰卧起坐，

然后在跑步机上跑几个小时，直到全身大汗淋漓。我开始看健身杂志。

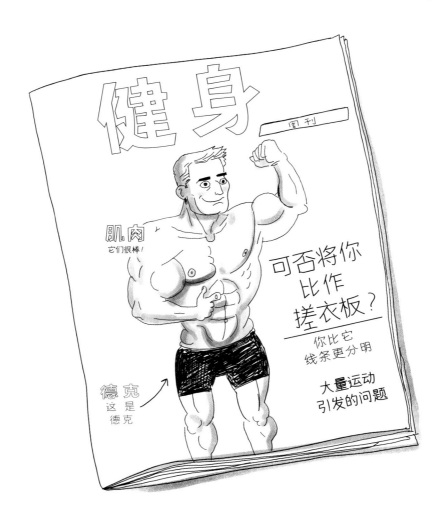

我对自己很失望。

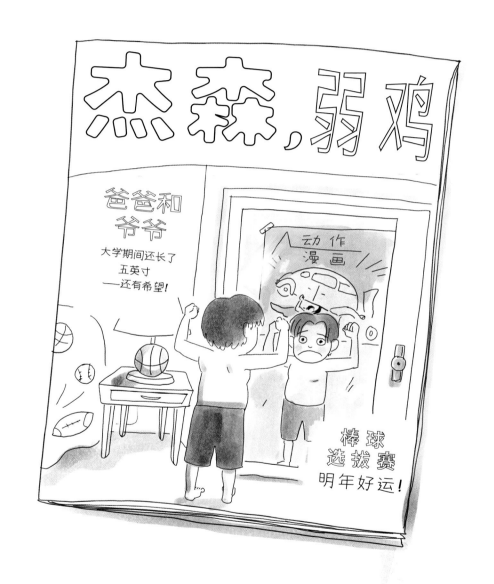

我爸发现了那些杂志。

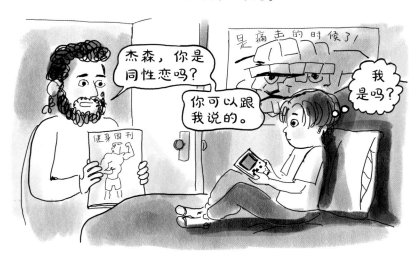

我十三岁了，还从没吻过任何人，
所以我确实也没啥好辩解的。

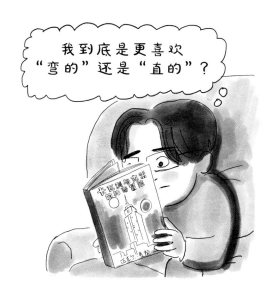

令我感到恐惧的是，
一些关于我身份认同的问题
确实只有我自己才能回答。

我去参加了夏令营，我非常不喜欢。夏令营的活动我也都没有参加。

是的，我就是你们口中的"宅男"。

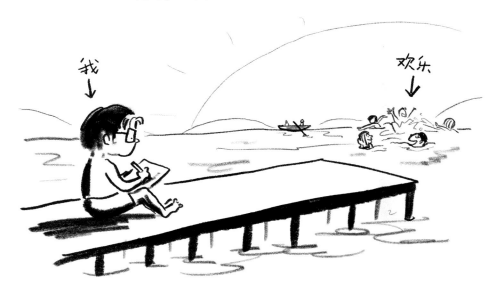

有了这么多没人看管的独处时间，

我便跟上帝展开了一对一的对话，

并在内心深处营造出一个完美的、平衡的世界，

在这里做好事会得到相应的奖励，做坏事则会受到惩罚。

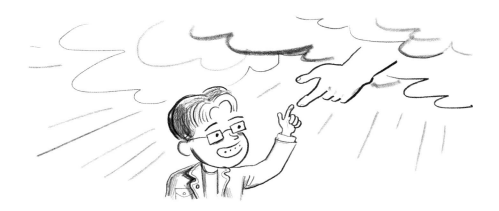

回家后，我开始执着于捡拾我在地上看到的每一处垃圾。

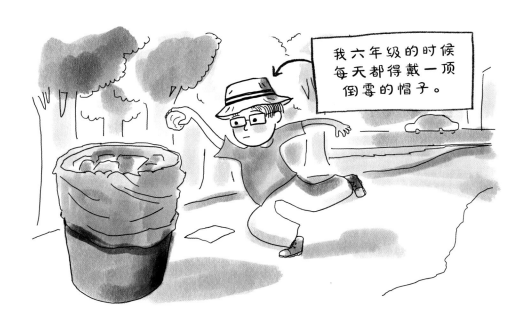

我可真是个小怪胎。

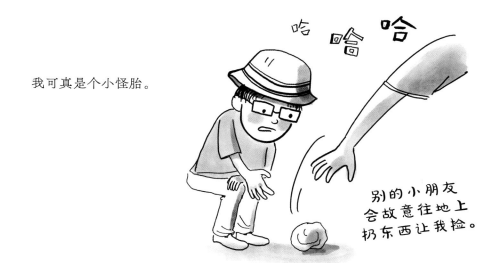

:

42

我和我妈去了纽约。

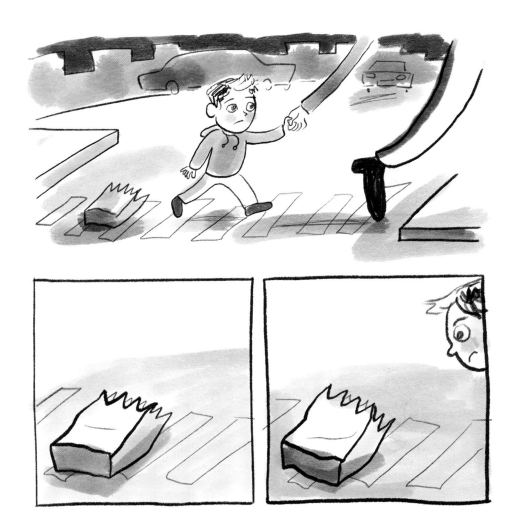

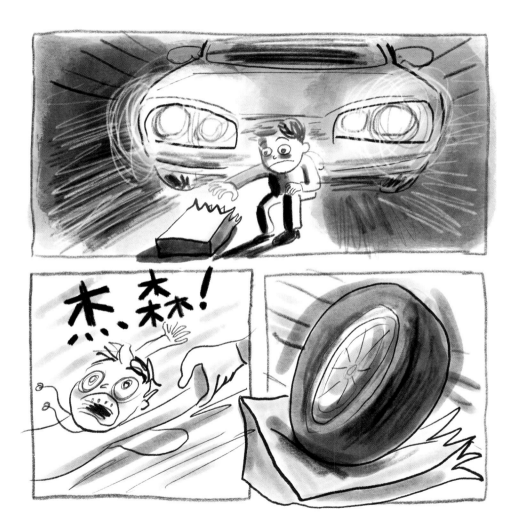

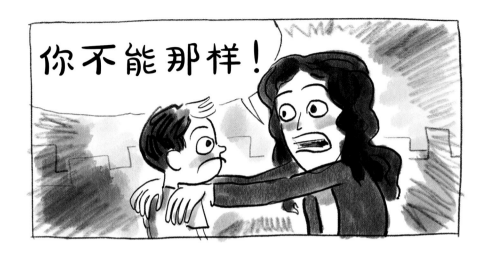

我不知道
我为什么会这样，
我也不知道
怎样才能停下来。

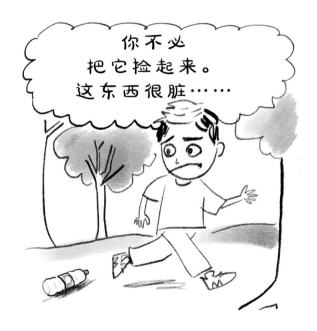

垃圾是
脏的

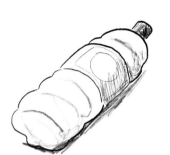

如果你碰了
垃圾，你也会
变脏

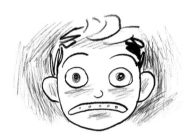

我 不 想 变

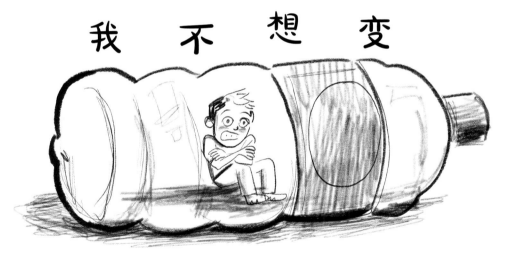

脏

突然，我变得不敢和人握手。

我无时无刻不在洗手。

常常是刚洗完就又要洗。我的手指关节都开裂流血了。

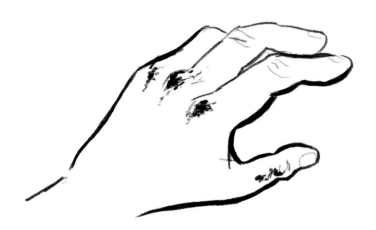

"肮脏"转变成"污秽"，一种更加抽象、更加阴险的感觉。

这种感觉有一种说不出的奇怪，而且整天都阴魂不散。

于是淋浴间变成了唯一安全的地方。

从那开始，我一天要洗四次澡才行。

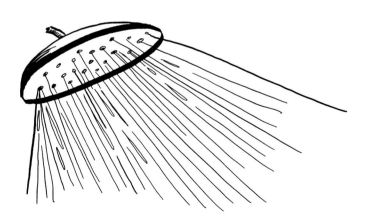

我只要一进洗手间就会被污染，那就得洗个澡。

这就意味着，在学校，我只能憋一整天的尿。

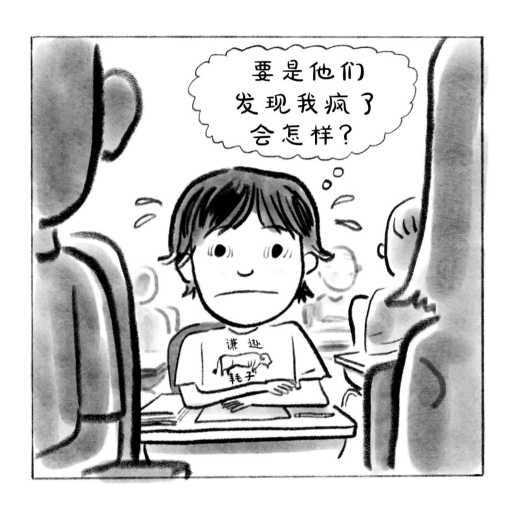

我感到不安又羞愧。

我只是个十几岁的孩子。

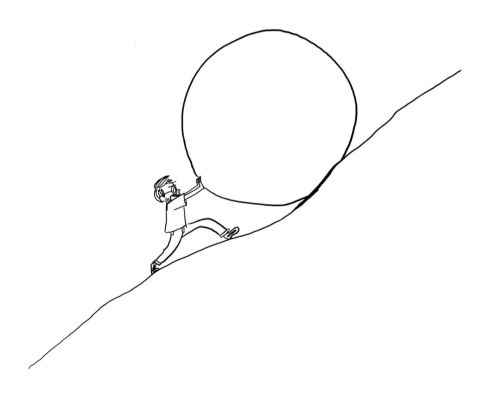

以下事情尴尬到有点难以启齿，
不过还是容我向你介绍……

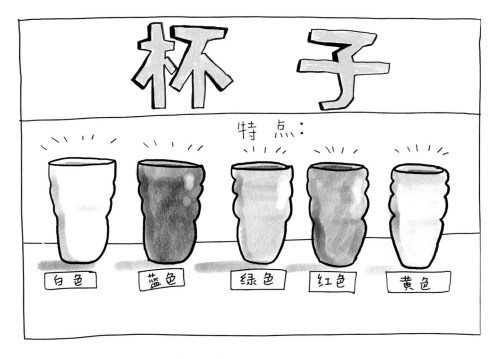

我家有一套这些颜色的杯子。

每天的餐具都由我来摆放。

出于某种原因，

我坚定地认为杯子的颜色对接下来二十四小时的生活有预示作用。

白色代表中性，蓝色代表忧伤，绿色代表疾病，

红色代表激情，黄色代表非凡。

这样一来，
我的权力也太大了。

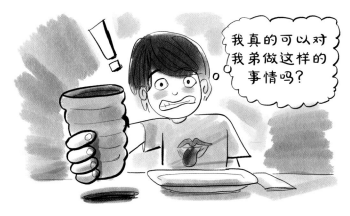

我这是疯了吧。

我看另一位心理治疗专家已经一年了。
他知道我捡垃圾的事儿、我和上帝说话的事儿，
而现在他又知道了杯子的事儿。他说：

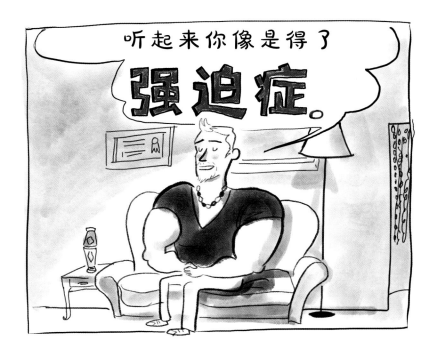

我对强迫症的全部了解都来自我在《外星屠异》中读到的内容，
这是"安德的游戏"丛书之一。

在《外星屠异》中，帕斯行星的居民被他们的政府通过植入想法的方式洗脑。
对他们来说，这些想法听起来就像神的声音，
而唯一能屏蔽这些声音的方法就是去数地板图案中的颗粒。

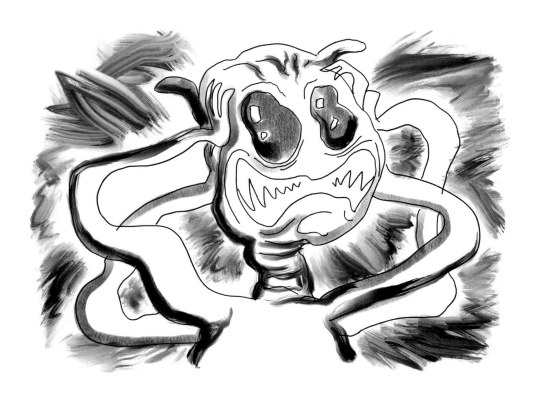

我还找到另一本讲强迫症的书，只是故事并不发生在外星上。
而书里的一手案例直接把我吓傻了。

在自己的婚礼上，
我脑子里只有一个念头：

想洗我的手。

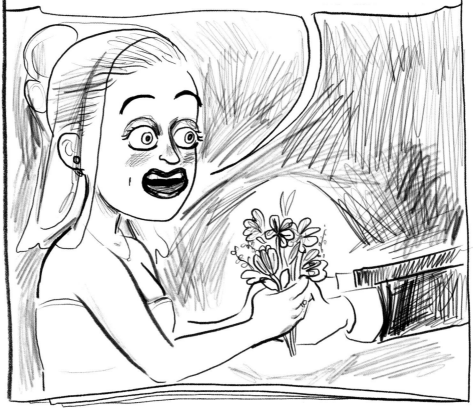

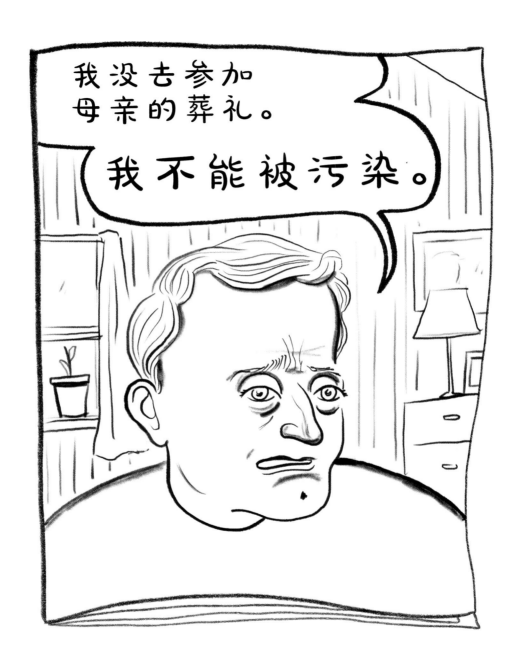

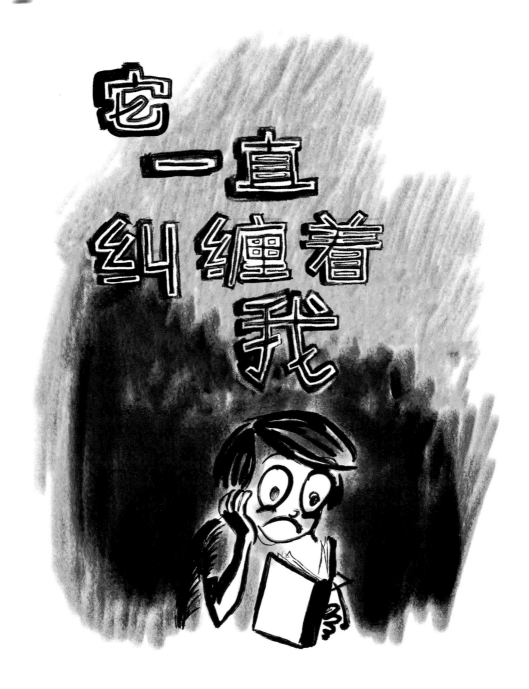

我了解到强迫症是大脑杏仁核的炎症，而杏仁核在大脑中负责解读威胁。

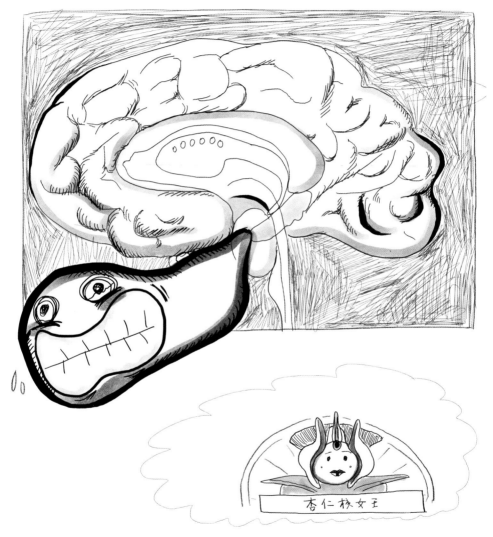

对不起。

它是张由一个想法驱动的循环播放唱片。

这个想法本身就已让人苦恼不堪，它还一遍又一遍地播个不停，我没法思考任何别的事情，它占有了我的注意力，把我所有的精力榨干耗尽。

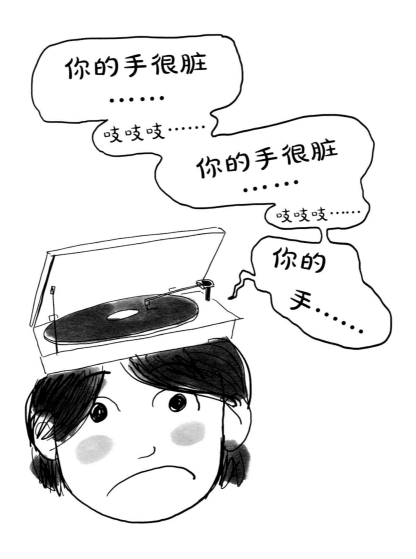

这就被称为强迫观念。

我渴望解脱……

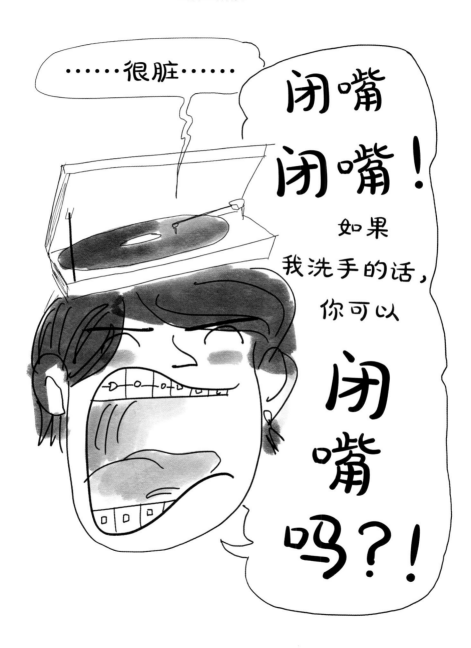

……我找到了解脱的方法，那就是执行强迫行为。

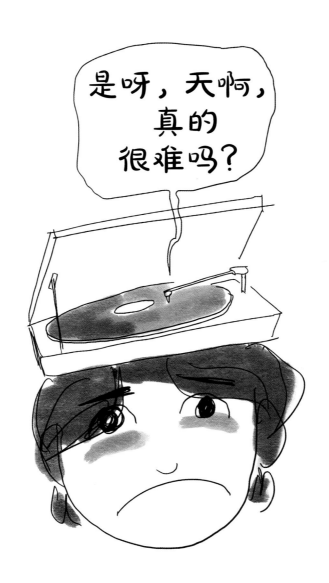

短期来看，确实有效。

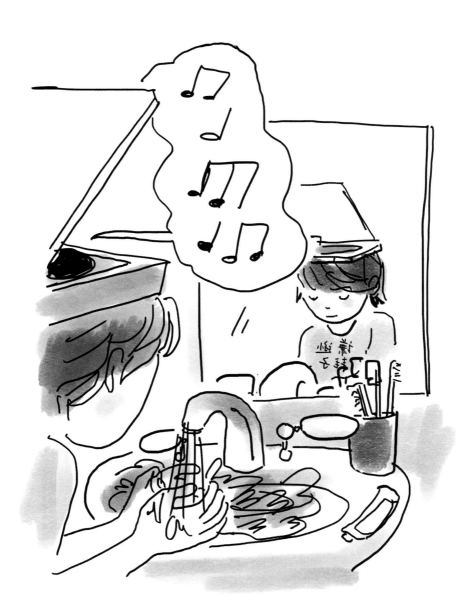

但问题是，我给自己的强迫观念增加了意义。
我骗自己的大脑说，强迫观念发出的紧急信号代表着真正的危险，
而执行强迫行为是我保持安全的唯一手段。

这可能并不理智，但在梦里，
我被逼着必须得去恭维那个女人的猫。

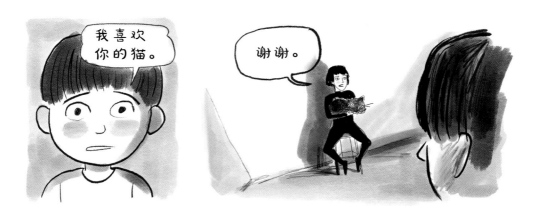

这让我感到安全。但我刚一说完这话，就又回到了房间外面。
于是我又得进去。如此反复。

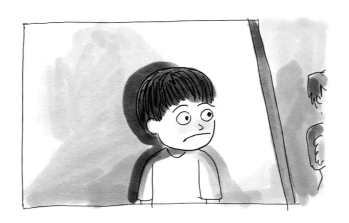

我试图摆脱这个循环。于是这次我坚决不吭声了。

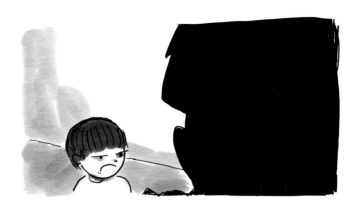

我感到恐惧就在眼前。我无法确切地告诉你我觉得会发生什么，
只能说感觉就是一场噩梦。

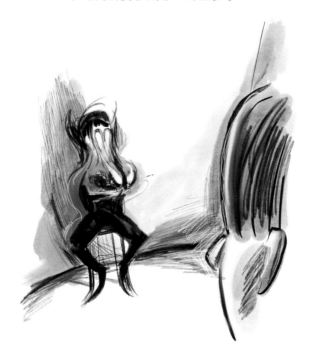

想要活命，还是只有老方法，也是唯一的方法。

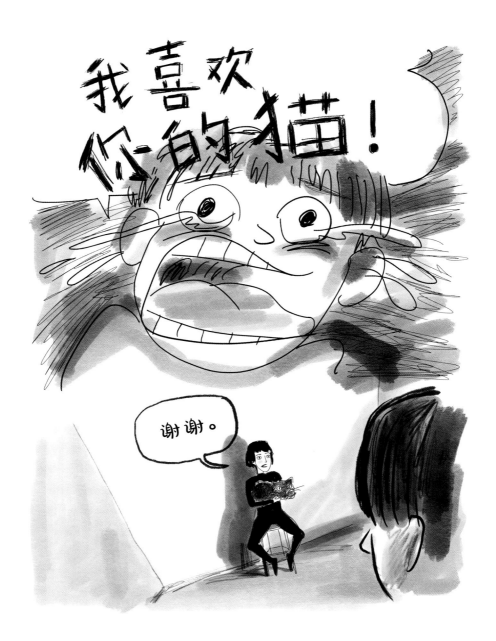

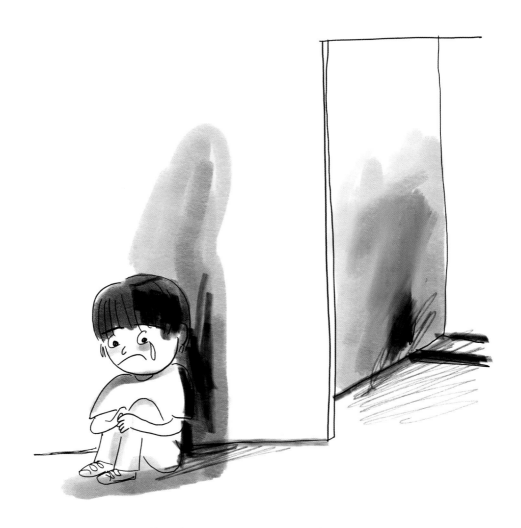

然后我还是会一次次地回到房间外面。

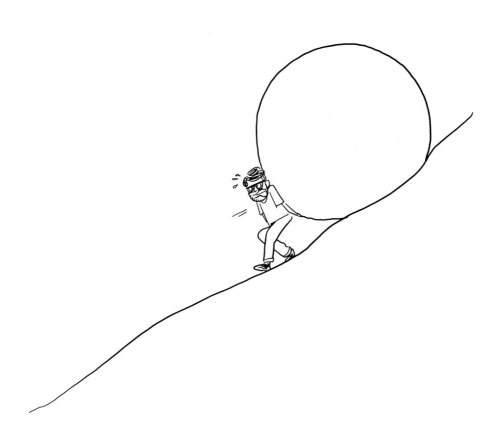

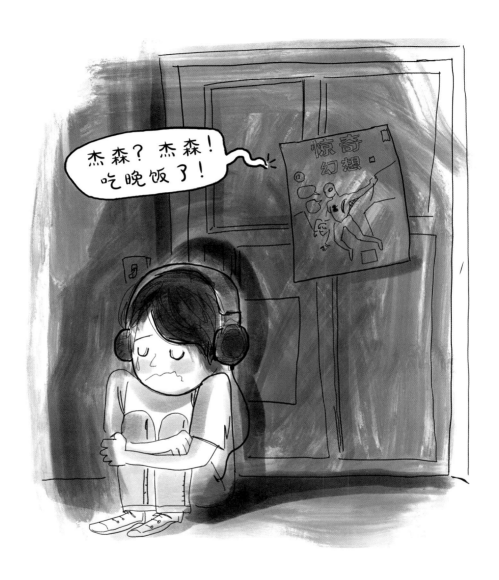

我把自己封闭起来。

我患上了精神疾病。

我也试着把过去的一系列怪异行为理解为强迫行为。

然而，就算在这个过程中，我也依然没停止过执行强迫行为。

我无法对别人承认这些，对任何人也不行，包括我自己。

不过我享受了一些特权。

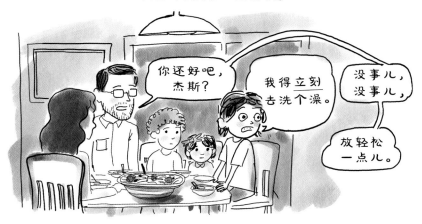

在家里，为了适应我的"需求"，

一些板上钉钉的规矩也变得不那么严格了。

但这种享受是有限度的，因为我真的觉得自己被这些"需求"支配了。

我被它们绑架了。

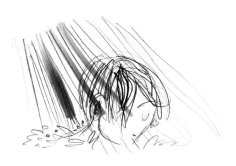

在公共场合，我只能找各种借口来避免被污染。

强迫症让我随时随地都害怕被弄脏。

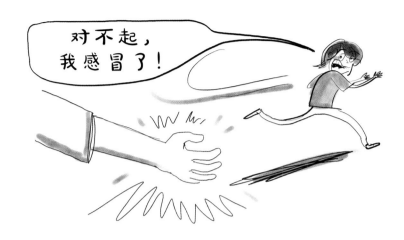

既然我知道哪里出了问题，我就开始努力改进。

我爸妈送我去看认知行为治疗专家。

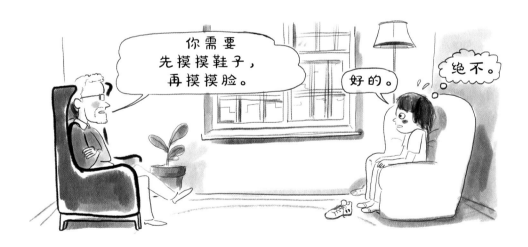

我没有做这个练习。

在家里，我会一边画巨幅超现实主义画，
一边听小妖精乐队的歌，
而这些时间也是我感觉最棒的时候。

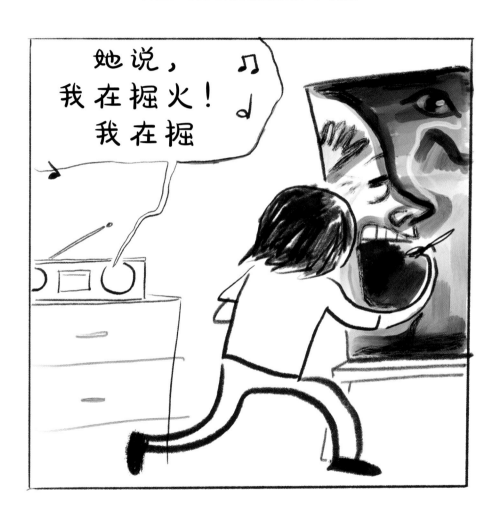

有时候，我是先有明确目标之后再画的。有时候，我就先随便画，
说不定一些不经意间的笔触反倒会带来灵感。

我爱上了萨尔瓦多·达利的画。

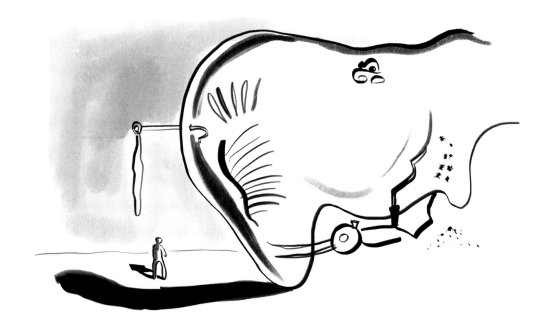

他会把自己的噩梦画出来。

这些画里有一些符号和标志，只有达利自己才明白其中的含义。

但当我看到它们时，我全身汗毛都立了起来。

他那些风景画中成群的蚂蚁把我弄得肮脏不堪。

我内心也有好多这样的东西，我也想以这样的方式传达出来，

尽管对别人来说可能并没有具体的意义，

但总有能打动他们的地方。

我试着创作我自己的超现实主义绘画。

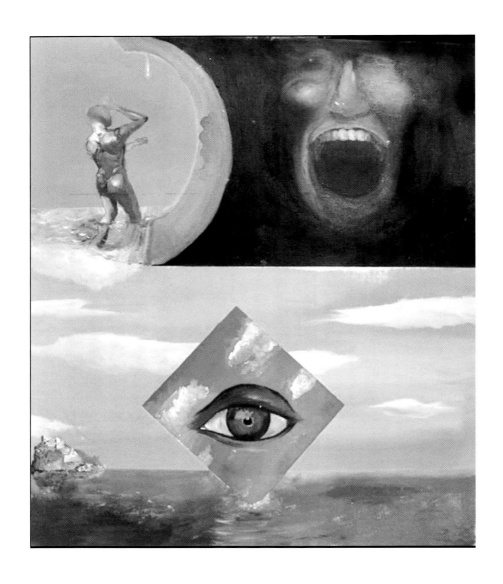

结果画成了 1970 年代前卫摇滚海报的风格，像是在呼救。

那个夏天，生活模仿了艺术。

每天晚上，我都会用我那含糖的儿童牙膏去刷我的牙齿保持器。

而某一天早上：

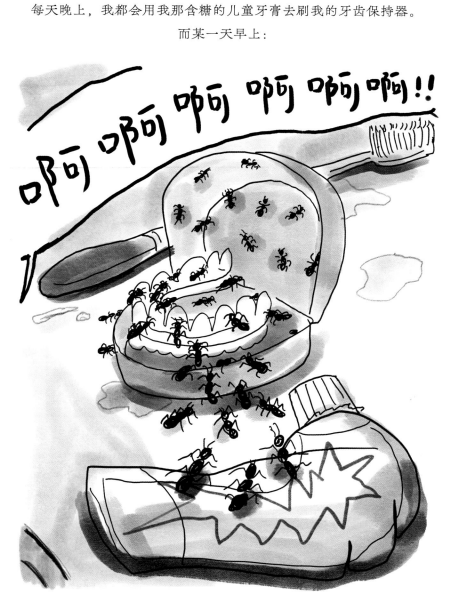

保持器很贵，所以不可能就这么扔了换新。

我妈说："把它泡醋里再刷一次就好了。"

我不想再把这玩意儿放在嘴里，

但也不想有一口歪歪扭扭的牙齿。

最终我还是选择了保护牙齿。

我污染了自己。我感到恶心。

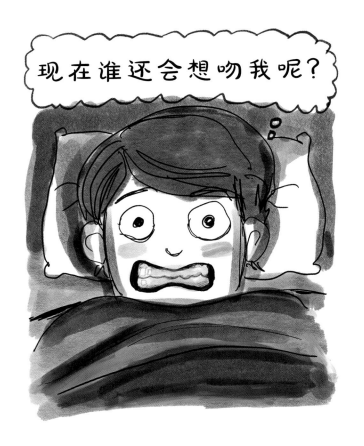

在学校，当我尝试和别人交流：

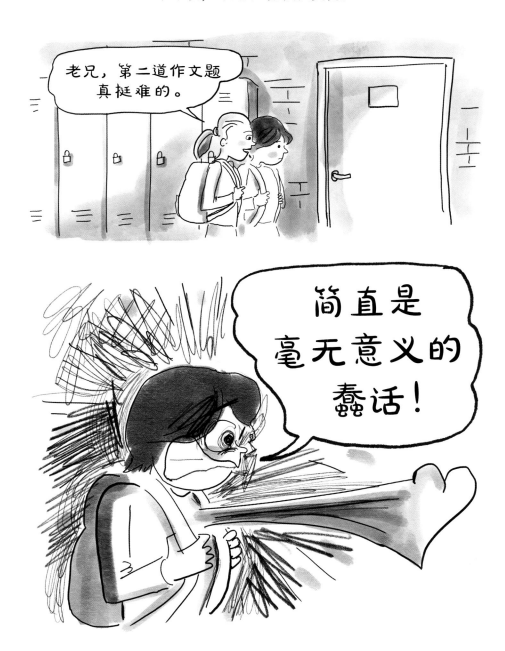

我会用那一天剩下的全部时间
来纠结那些我说过的毫无意义的蠢话。

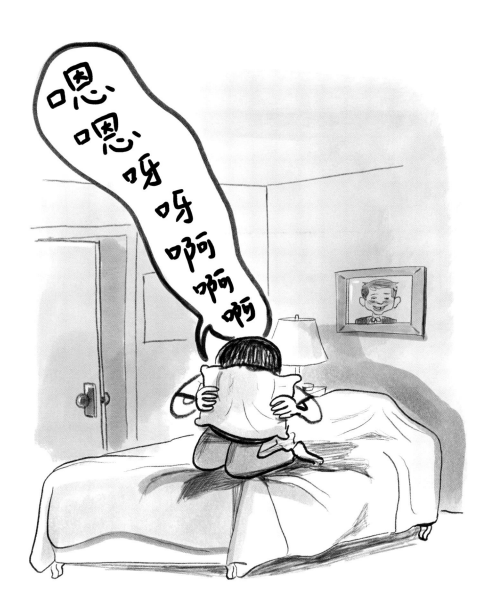

我带着我的绘画作品集去申请加州艺术学院的暑期课程，
我被录取了。

上课是很严格的。我们整天都在画画。
晚上，我们坐在宿舍旁边的小山上，
有些人一个劲儿在那儿抽烟。

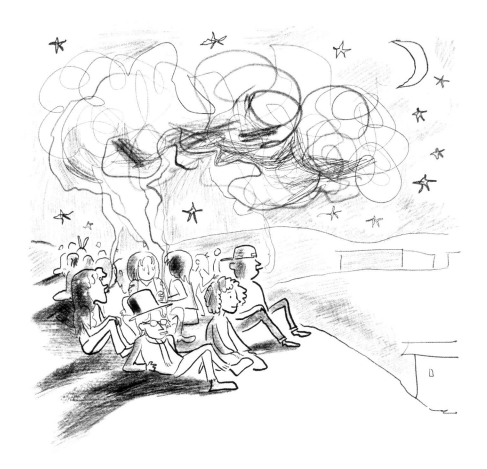

我没画出什么好作品来，但这是我度过的最棒的一个夏天。

我稍微没那么害羞了。
我和一位叫帕蒂的摄影师经历了一段夏日恋情。

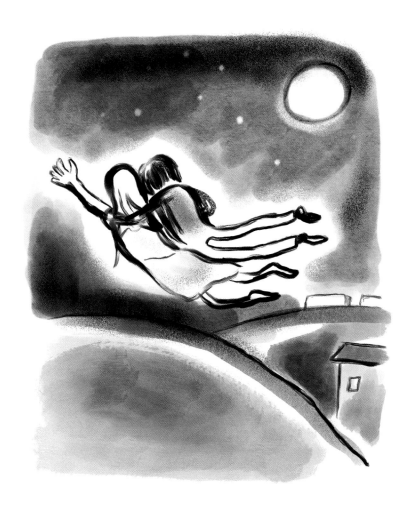

课程结束后，
她回了旧金山，而我回了洛杉矶。
我们决定尝试一下异地恋。

我们每晚都会通过电话
或者 AOL 即时通
聊上两个小时。

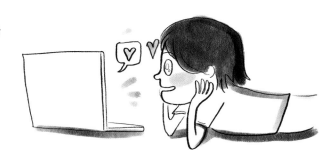

每个月里有一个周末我会去旧金山陪她，
或者她来洛杉矶找我。

也许我又回到了一种我曾经习惯的活动方式，
在两个地方来回游走。

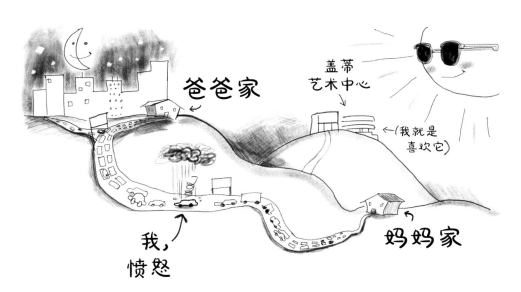

我已经习惯了这种随时随地都感到不安的感觉。

与人交谈时要保持一定的距离才舒服。

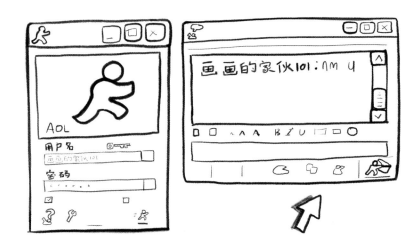

这是我当时画的一幅毫无夸张的自画像：

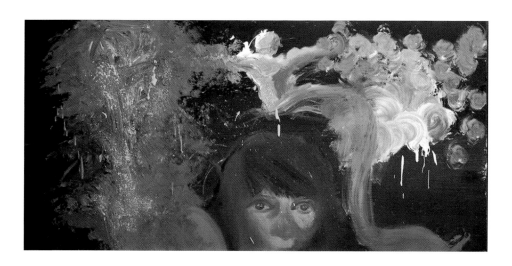

我和帕蒂是在电话里分手的。

其实也不算真的分手，毕竟我们可以把锅甩给异地，

并且我们仍在见面，只是不再把这说成是恋爱了。

这样的关系又断断续续了两年。

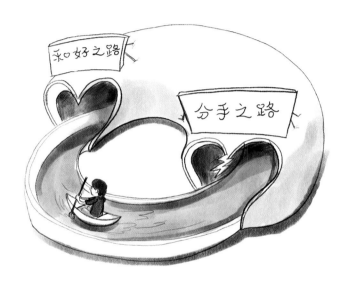

身处一段亲密关系之中会令人愉悦，反之亦然。

完全信任一个人，等于给了他们机会来给我造成猝不及防的伤害。

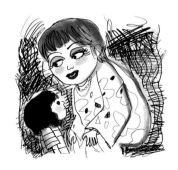

也许他们会派一位儿童发展专家
来处理这事儿。

太接近一个人，
我可能就会伤害他们。
可我不想伤害别人。

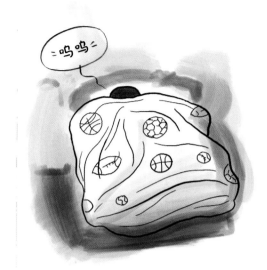

所以，最保险的做法就是完全独处。
可同时，我最害怕的也是完全独处。

正如另一个令人难以忍受的青年所说：

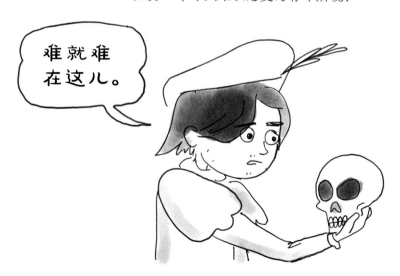

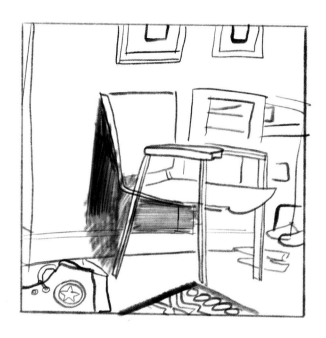

我想要我在写生时
所感受到的那种可
掌控的亲密感。

我挥动铅笔，
就像是在触摸
我所观察的物体的轮廓。

我能感受到它的重量
和材质。

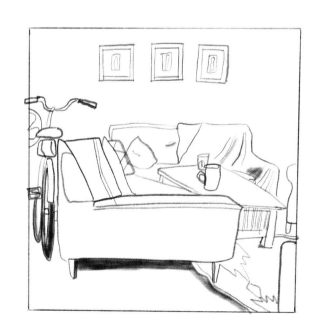

我专注于我所画的对象，但我不会去影响它在现实中的状态。

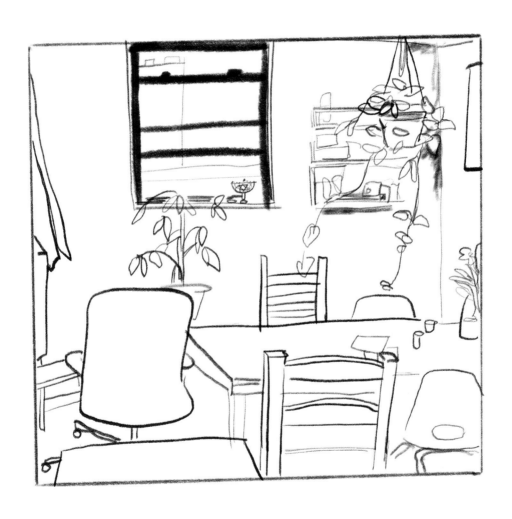

我不想接触任何东西、任何人，

不想任何人来保护我、管束我。

我就希望可以永远不用对任何事情负责，了无牵挂，然后就这么消失。

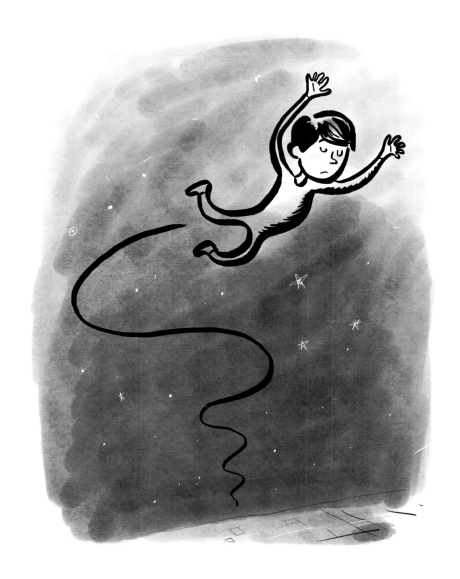

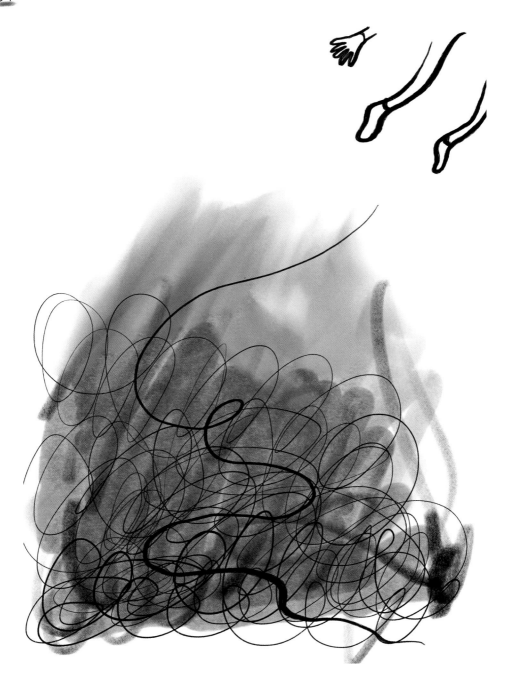

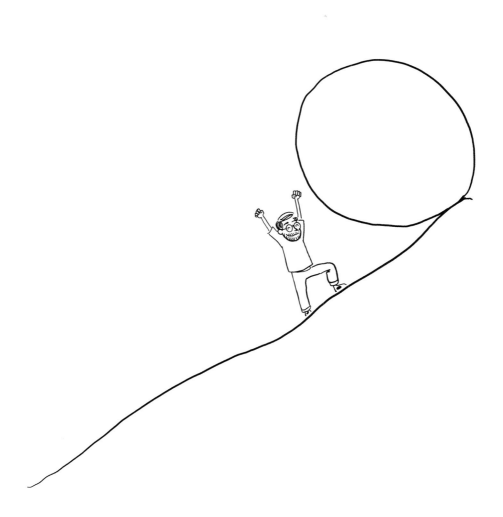

高中时，
一些不能接受的想法开始
出现在我脑海中。

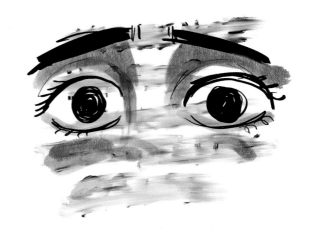

我能想象到的最坏的画面在我脑子里循环呈现。

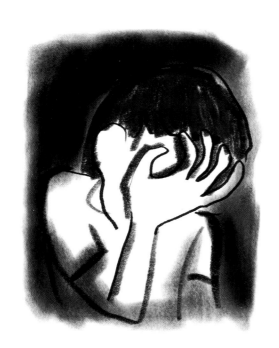

在这些画面里，
我异常暴力：
我攻击我的朋友和家人，
我杀掉我所爱的人。

这些侵犯性的想法随时随地都会冒出来，
无论是在我毫无防备的独处时间，还是在聚会上。

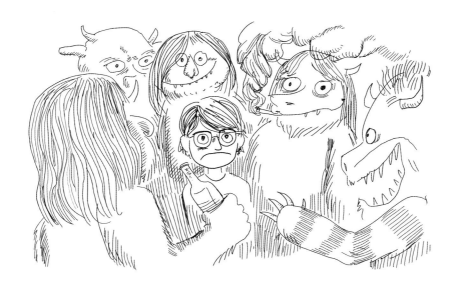

它们可能会循环几分钟、几小时或几天。

我内心深处的某个部分又在制造这些折磨人的画面。
我大脑内部的两个自己在打架。

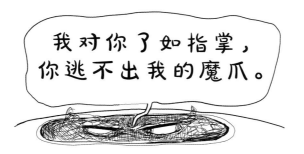

我在揍我自己。

那些强迫观念时弱时强。

刚上大学的时候，我感到一种难以抑制的兴奋。
在那些初秋的日子里，新生们都坐在山上，
那感觉像极了在加州艺术学院度过的那个夏天。

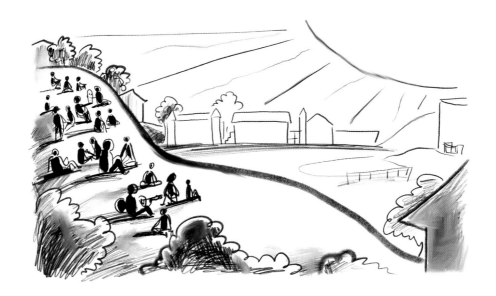

我确实感觉到
那些强迫观念减弱了，
而且我主要用我惯常说的
善意的谎言
和一点点强迫行为
来抑制它们。

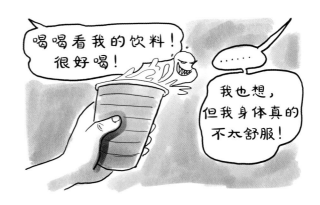

公共洗手间是一大挑战。

我开始执着于那些"被污染的"衣物。

当我觉得肮脏难忍的时候，

我会在确定周围没人注意的情况下把我那些脏了的内裤扔掉。

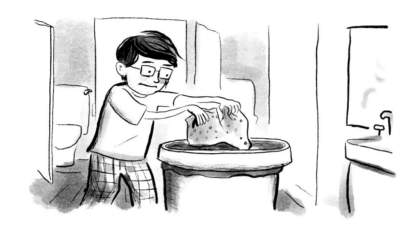

冬天来了，同学们都不出来玩了，学校的课程开始让我头疼起来。

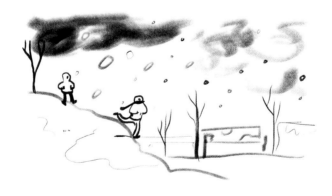

一开始的兴奋消退了，

我的强迫观念死灰复燃。

我找到了一个新的应对机制。

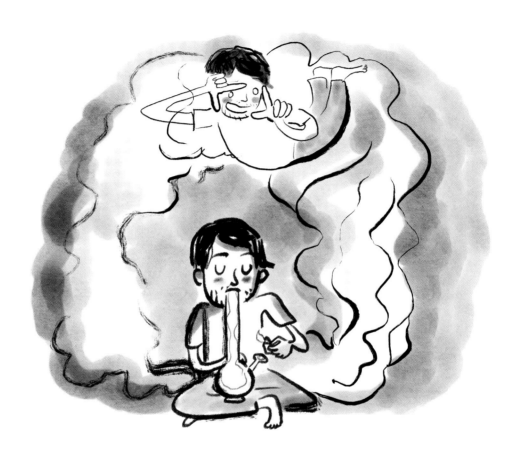

服药会让我觉得自己飘浮在空中，

旁观着自己的人生种种。

这使那些问题变得近在脑海又遥不可及。

我开始每天都服药，

而且在我二十出头那几年一直保持这个习惯。

那个暑期，我用一篇题为"当今年轻人的可怕想法"的样文
申请了《疯狂杂志》的编辑实习项目。

这篇文章里有一些精雕细琢的精彩词句，
比如"多亏了伟哥，你最近离婚的爸爸比你做得还多"。

他们的编辑作了一个可怕的决定：

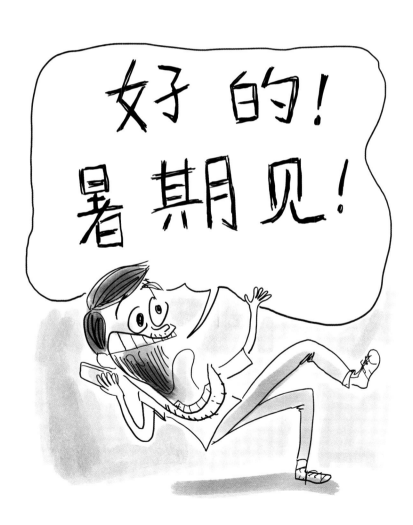

还有一个暑期实习生也叫杰森。他很高。
于是大伙儿给我俩取了昵称以便区分。

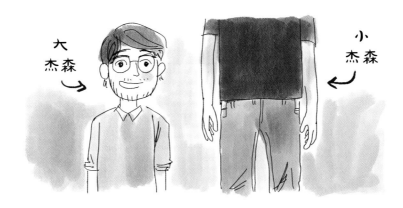

很多时候，我们的工作就是坐在那儿想双关语。

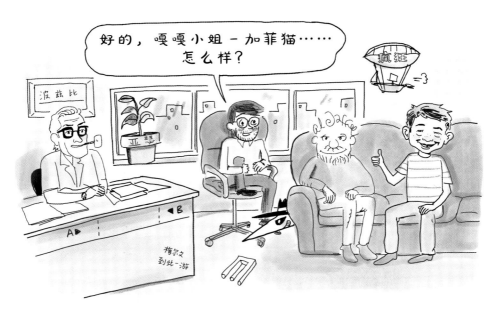

这是我人生中最棒的一段经历。

回到校园后，我对抗污染的强迫行为愈演愈烈。

我把我妈给我买的一件很贵的夹克扔了，

以至于那一整个春天我都冷得打哆嗦。

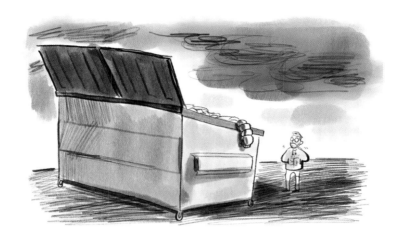

我去学校的卫生服务中心寻求帮助，

可他们告诉我这里没人有治疗强迫症的资质。

他们给我介绍了一位哈特福德的心理治疗专家，他告诉我：

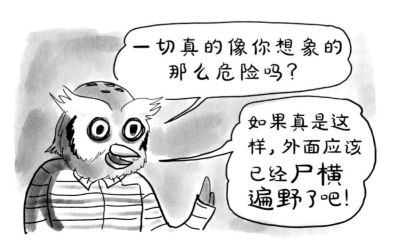

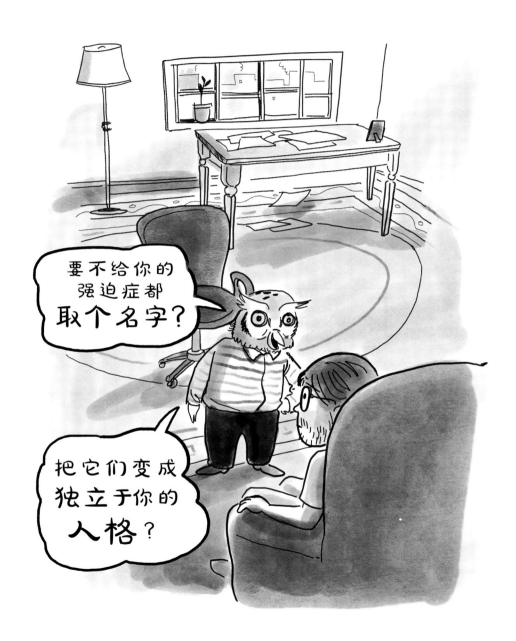

我，一个永远的创作狂人，这次创造了四个角色：

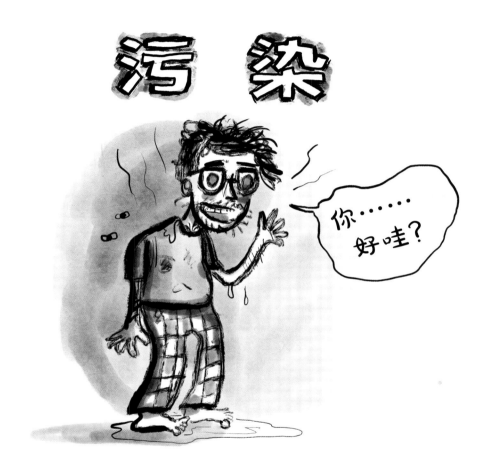

我很脏。因为我摸过脏东西，也可能我天生就是脏的。

我令人反感，闻起来臭，看起来也很恶心。

人们看见我都会躲得远远的。

罪恶

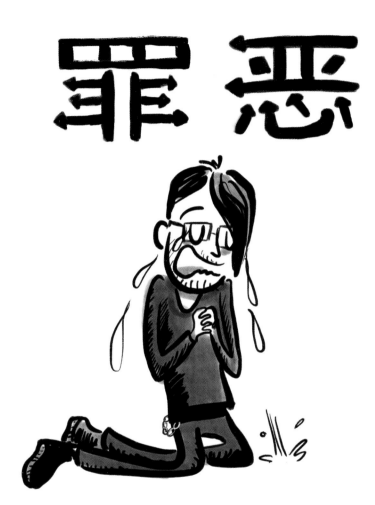

我是个怪物，什么坏事都会发生在我身上。
我做尽了坏事，犯下了赎不清的罪。

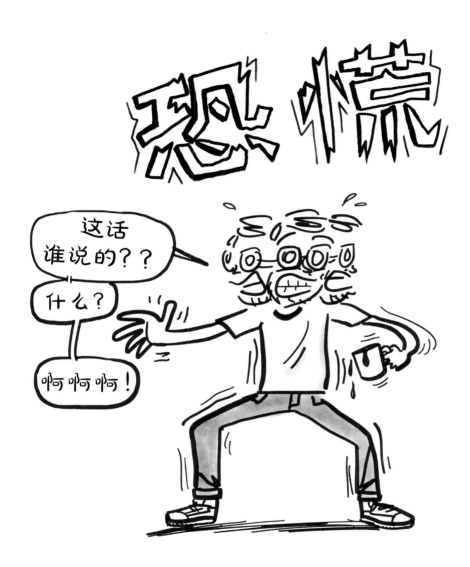

我必须立刻逃离这里。

无处可逃？我被困住了，被困住了！

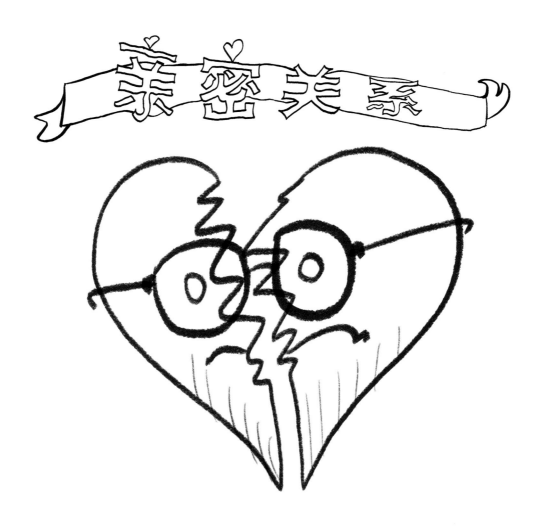

这真的是爱吗？爱就够了吗？

对我足够了解以后，他们就会意识到我根本不值得爱吧？

还是说他们都是装的？

我是个大学生，所以除了不断感到恐惧和内心崩溃之外，
我还会定期参加聚会，酗酒，沉醉在当下的疯狂中。
有时候这会让我忘记自己的焦虑。

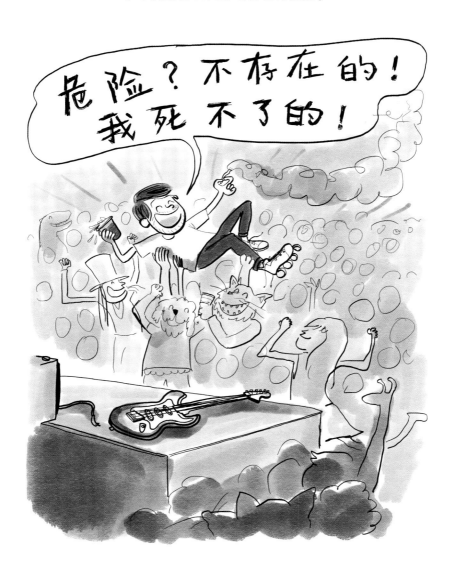

大四的时候，在一次聚会上，我吃了药。

我感受着小型地震一般的晃动，

牙齿也兴奋得打颤，兴奋随之一波一波涌上来。我想告诉众人真相。

我不过是自欺欺人，骗自己说："这不仅仅是药，而且是……"

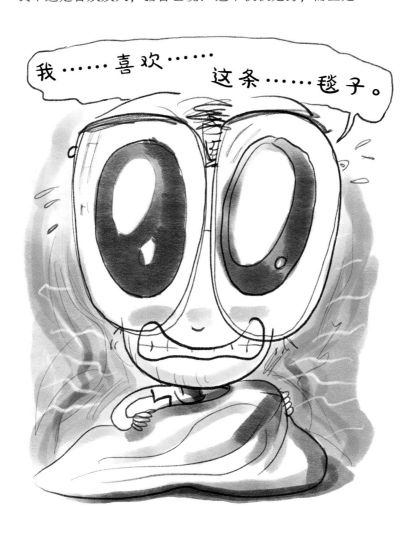

这天晚上的一部分经历将伴随着我。

它一下子就进入了我的身体记忆，

我甚至都还不知道它叫什么、它是什么。

困难的事情已经发生了。困难的事情还会继续发生。

我记得所有发生在我身上的糟心事，也记得每一次的感受。

我能预见到每一件我不希望发生的事情，

也能猜想到每件可怕的事情会带来怎样的感受。

可是呢，其实现在一切又都还好。

一件糟心事已经发生了，而在另一件糟心事发生之前，

总会有那么一刻我感到是安全的。

至少有一秒钟的时间，我可以不被恶心的事情困扰。

或者两秒钟。

其实我还能把这时间延长为几分钟。

有那么几分钟，我可以感觉良好，

倒不是说不顾已经发生或将要发生的一切事情，

而是说在此之外，我仍可以感觉良好。

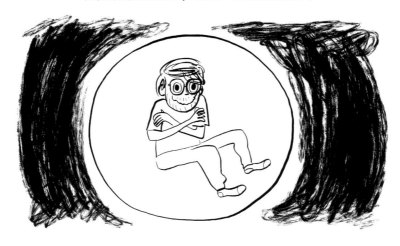

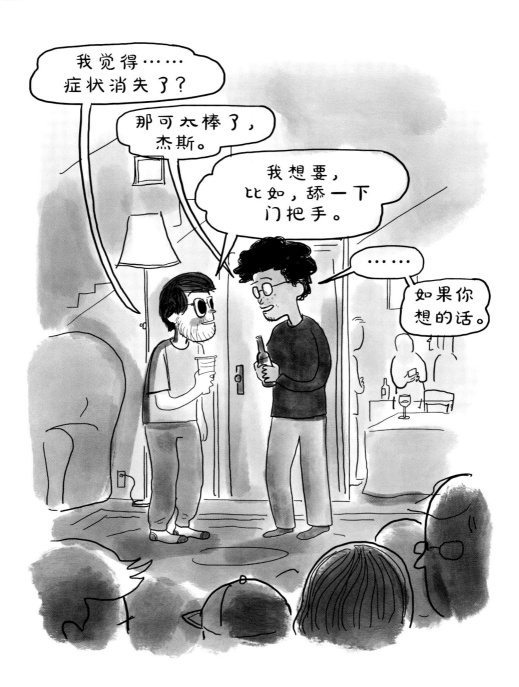

我想要告诉正在读此书的你，

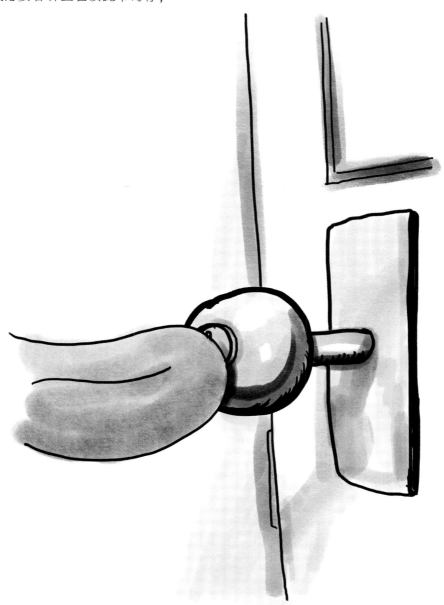

吃药并不是一个
可持续生活方式的选择。
我大学期间又试了几次，
但收效甚微。

之后的日子
越来越难熬。

我还保有一丝
第一次尝试的感觉，
那是种全身的顿悟，
可连续感受到简单和真实：
找到感觉良好那几秒，
并享受其中。

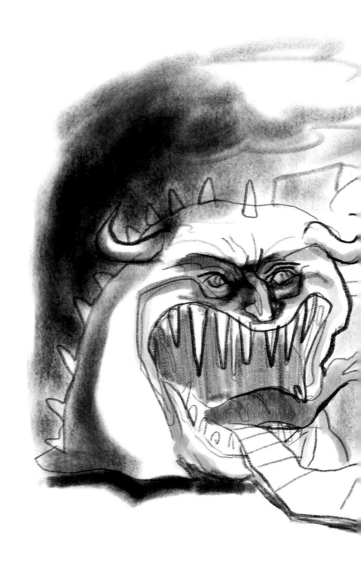

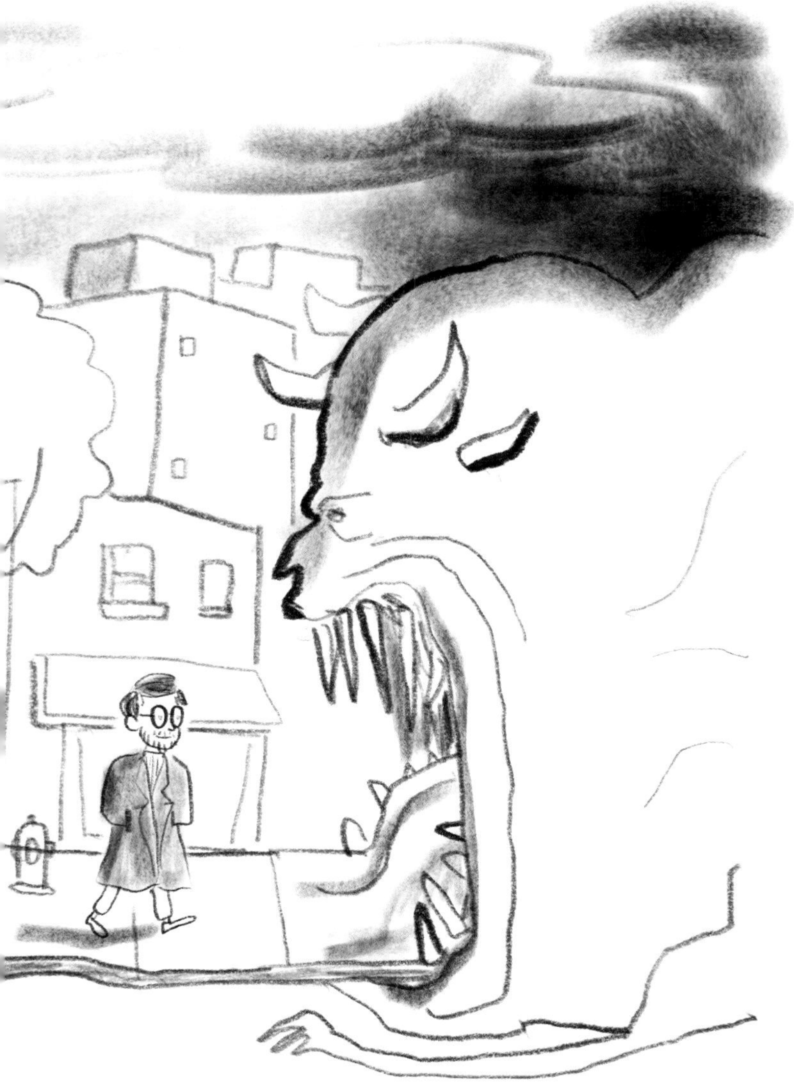

在接下来的几年里，
这至少
足以让我下床活动。

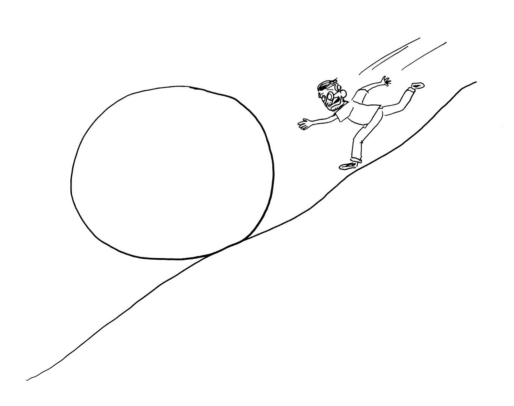

大四的假期，我回到家中。

我最新的强迫行为是无休无止地擦拭。

大多数时候都会擦到流血。

可这样一来，为了擦除血迹，我反倒擦得变本加厉。

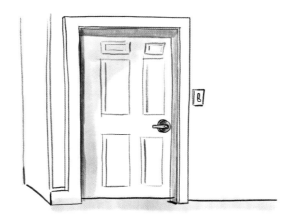

我把马桶弄堵塞了。

可我试着冲水的时候，却把事情搞得更糟糕了。

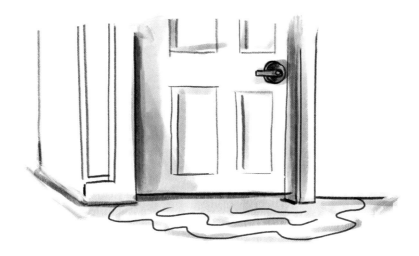

卫生间的瓷砖也毁了。

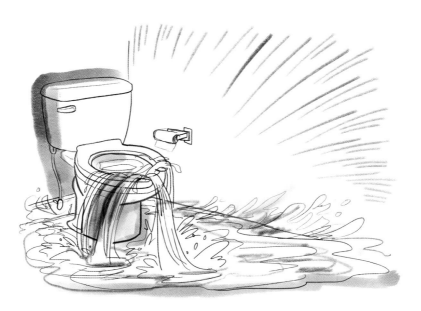

我觉得我继父非杀了我不可。

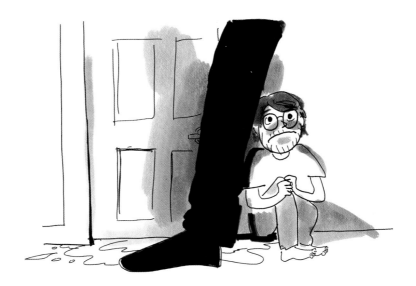

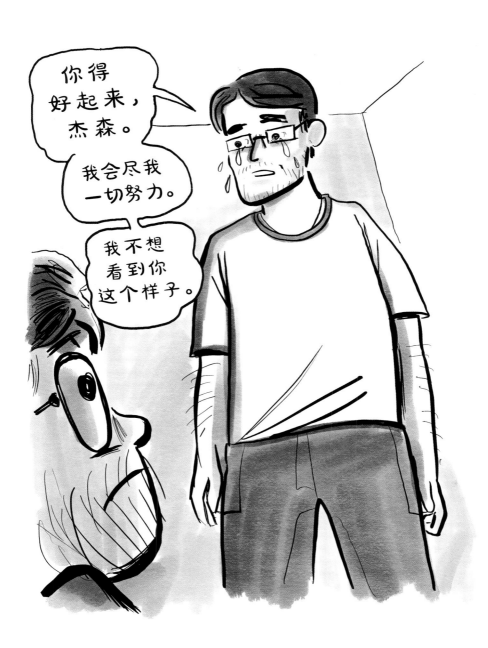

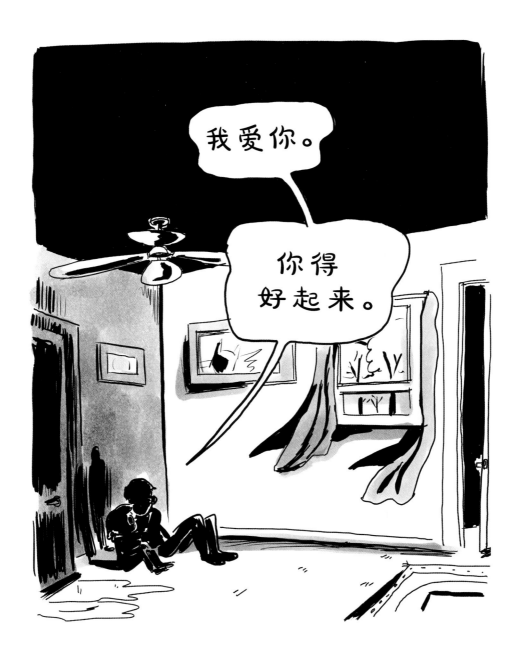

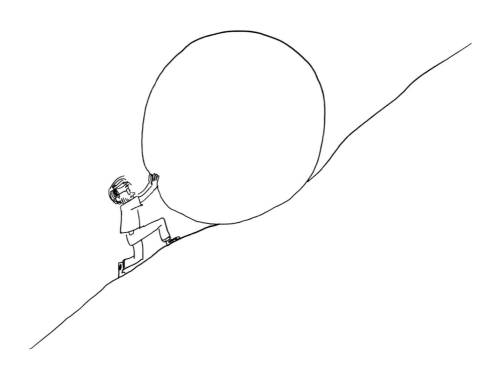

毕业后，我去了布鲁克林，因为所有朋友都去了那儿。

如果他们跳下威廉斯堡大桥，我也会照做。

尽管实际上所有原本容易的事情在这里都变得困难，

即使街道上充斥着垃圾和屎尿的恶臭，

虽然一年到头只有三天好天气……

……但我恋爱了。

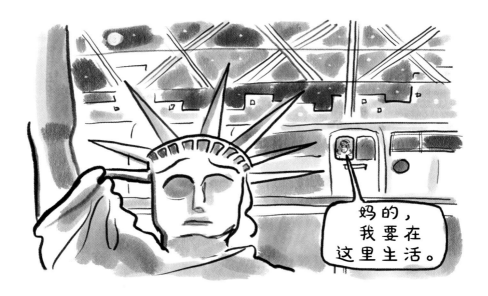

强迫症对环境的适应能力很强。

在纽约，我的强迫症也入乡随俗了。

在布鲁克林，我发现有无数机会

可以将我的焦虑跟我的现实境况匹配起来。

污 染

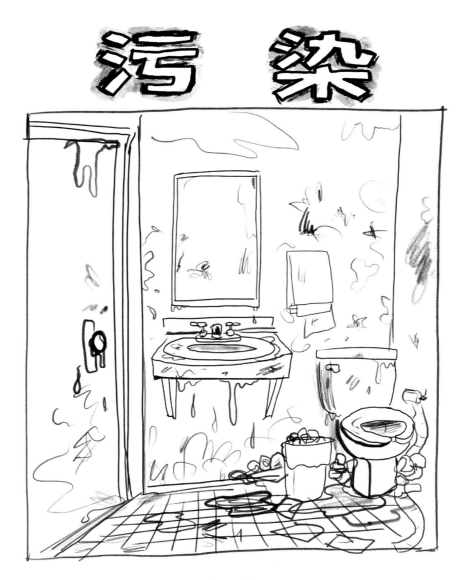

纽约的每个洗手间

我没法看向窗外，
不然我会看到七百件令人抓狂的事情。

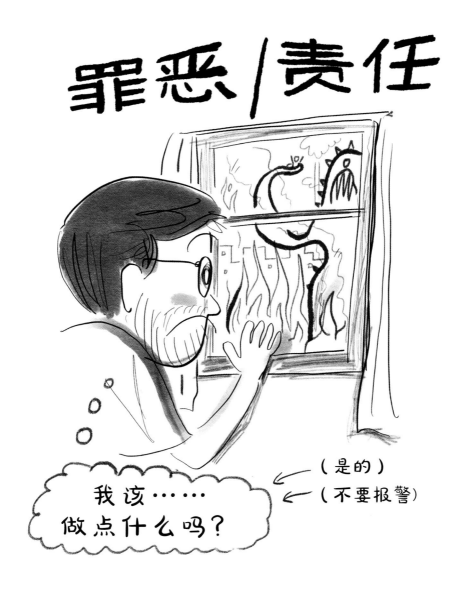

我经常身处拥挤而不能立马脱身的地方。

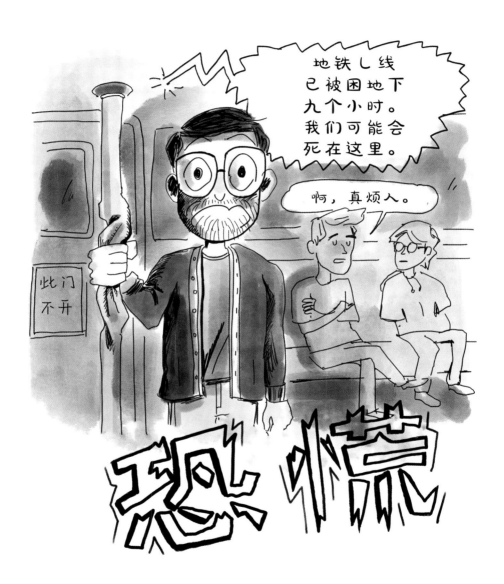

搬来这里之前,我从未跟任何陌生人约过会。

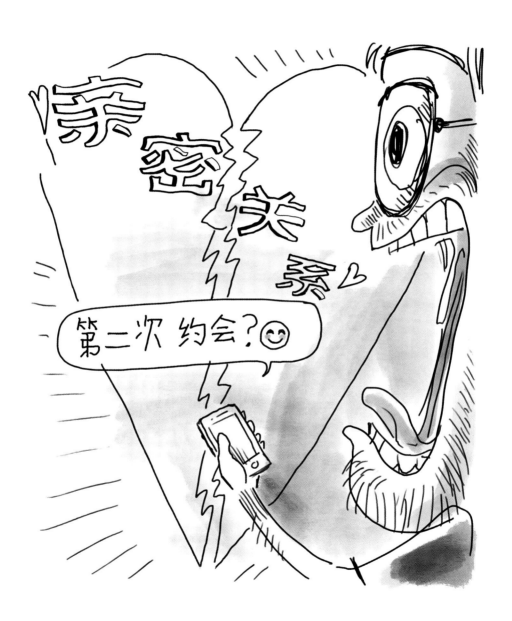

在纽约，我感觉寂寂无名。我喜欢电影以镜头逐渐拉远的方式结束，
直到画面里人行道上的每个人都变成一个小点。
我觉得，
"只要你愿意，把镜头拉近到**任何人**身上，它都可以是一部完整的电影"。

< 播 放 小 红 莓 乐 队 的《 梦 》>

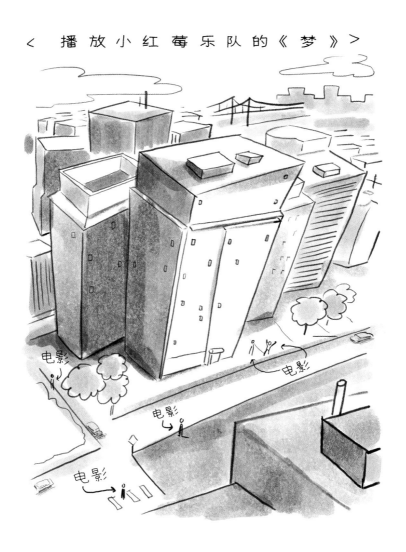

在纽约，只要我定下一个截止日期，只要别人问我时我说一切顺利，
就没人需要为我担心。

我最好的朋友都知道我的强迫症，他们都试着帮助我。

他们只是从很实际的角度推断，让我远离恐惧就会使我好受一点。
他们帮我执行强迫行为，就像我爸帮我把枕头翻转过来一样。
有时候有用，有时候没用。

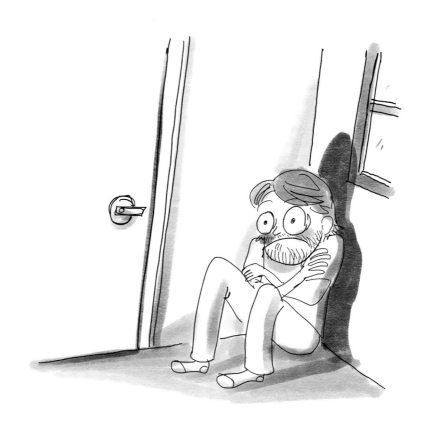

在我公寓里的一次聚会上，我感到一阵污染的恐惧，
于是我把自己关进我的房间。

一个好朋友从门的另一边跟我说话。

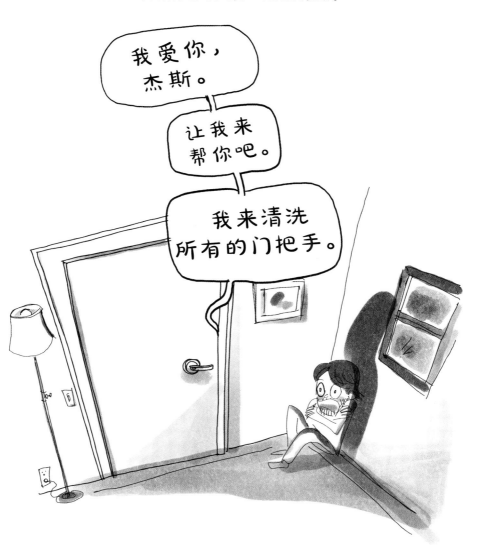

每次只要到了这一步，我都会羞愧无比。

我关上门，蜷缩起来。

我知道这样会伤害那些我爱的人。

我也知道这让他们很沮丧。

想象一下，你最好的朋友也被同样的不合理思维折磨。

想象一下，你试着去帮助他们，

但他们不听，你只能看着他们继续受苦。

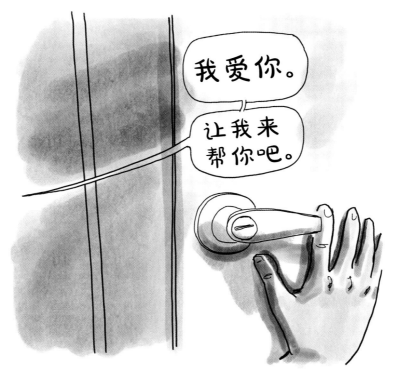

我不会让任何人来帮我，

因为我知道他们也帮不上忙。

我没法开门。

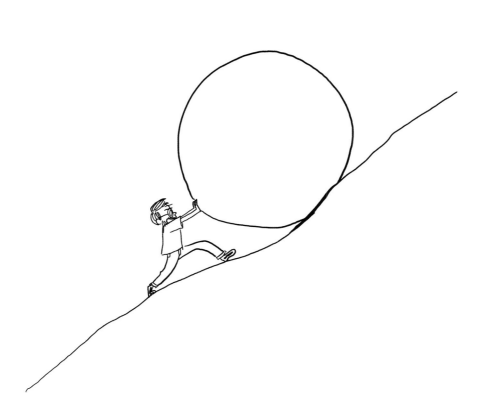

我此刻正在时代广场的一幢高楼里，

周围都是我仰慕的漫画家们。

我努力避免在公众面前恐慌发作。

我胳膊夹着一个文件夹。

我只知道我是个冒牌货，根本不属于这里。

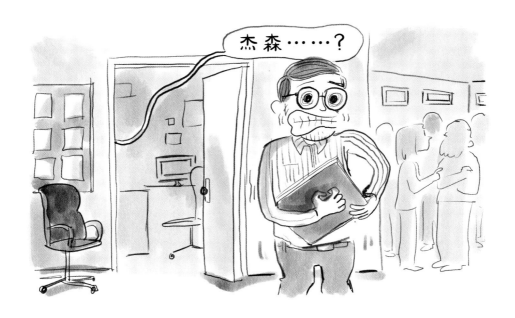

我有个朋友的朋友是《纽约客》的一位漫画编辑，

他看到了我的作品，让我过来谈谈。

每周二都会有个漫画推介会。

本地的漫画家会带来一"批"漫画草图

—— 通常是十幅左右 ——

亲自推介给这位漫画编辑。

他看完草图后，会当场把拒收的还给你，

待定的则留下。

如果草图通过了，

周末你就会收到主题为"OK"的电子邮件。

他看着我的第一批草图。

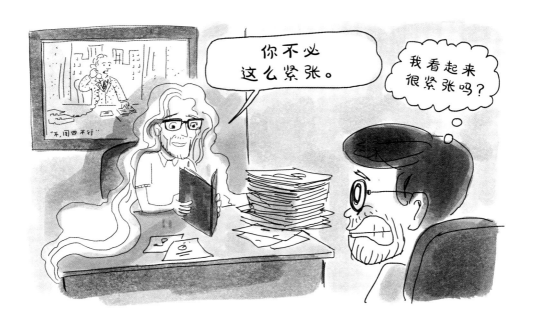

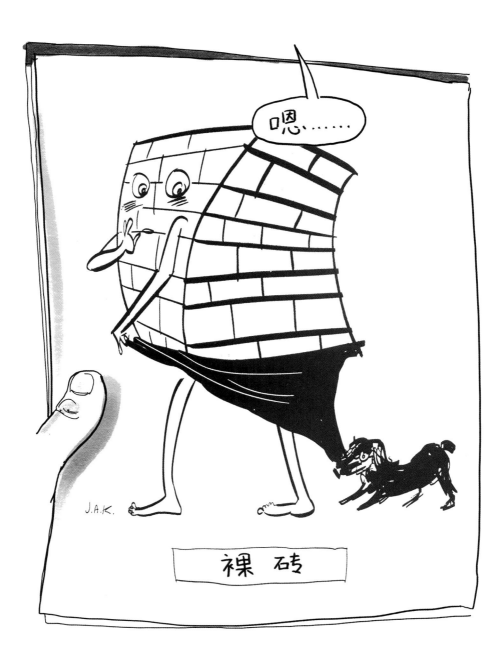

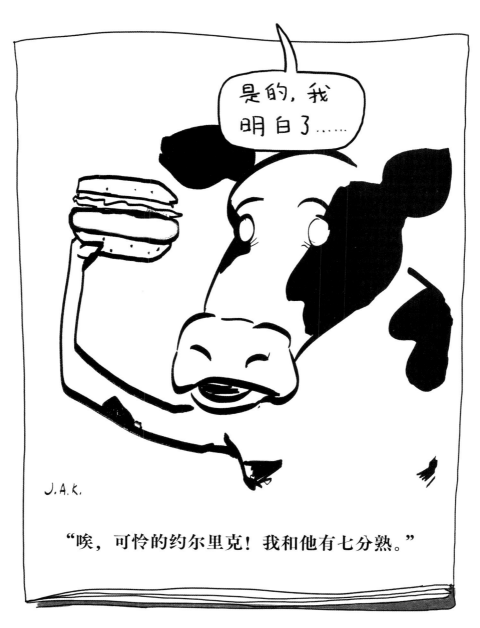

唉，疏忽的杰森，这名字正确的写法是"约里克"。

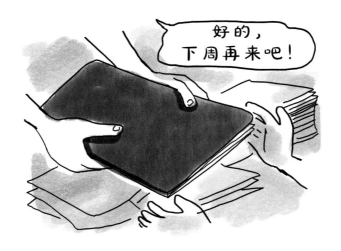

我下一周又来了。之后每一周我都会来。
我整个夏天都在画草图。
我啃完了那本大部头的《〈纽约客〉漫画全集》，
试着理解里面每一个笑话的梗。

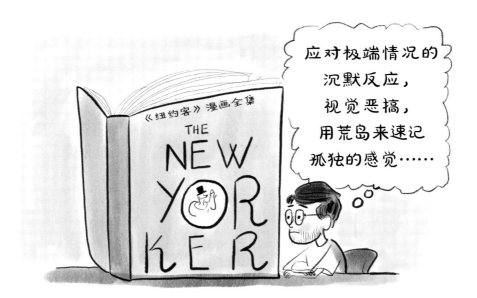

我把被拒的漫画挂在我常去的咖啡店里，

一些早上我正在排队的时候……

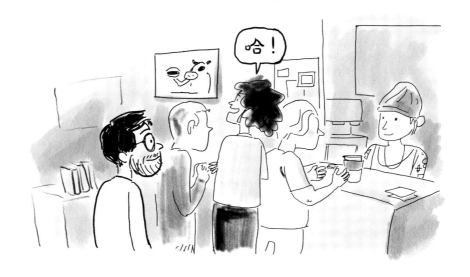

一个周一的晚上，我状态**很糟糕**。

我刚搞定一批漫画里的最后一幅。

它超现实得就像《周六夜现场》里的最后一个小品。

我画它的时候压根儿就没想过可以刊印出来，仅仅是为了逗自己开心。

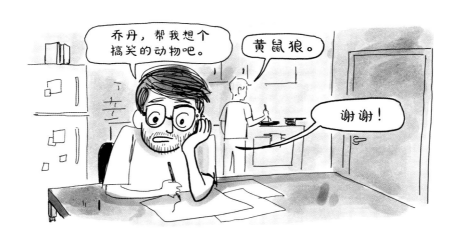

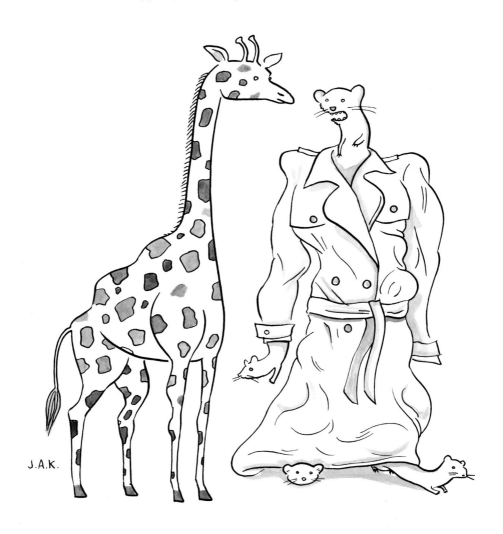

当然，这是我第一幅收到"OK"电子邮件的作品，
我第一幅刊登到《纽约客》上的漫画。

"既然我们已相爱，有件事我要坦白。我不是长颈鹿——
我是穿了件大风衣的五十八只黄鼠狼。"

这是我职业生涯中最酷的时刻，甚至有点像在做梦，
真的是难以置信。

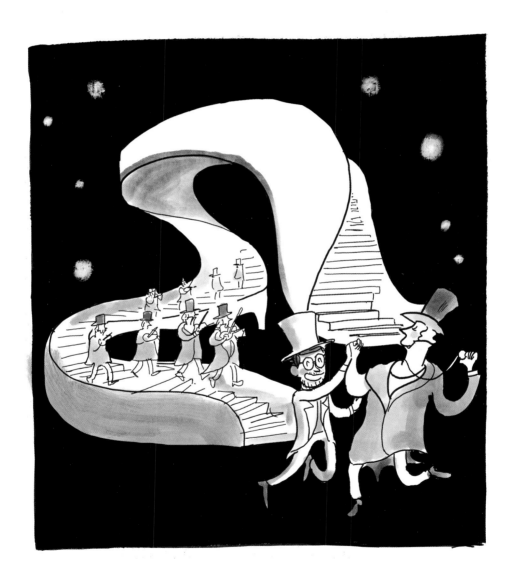

我惊讶地发现，我生活中的每一个问题都不是要立刻解决的。

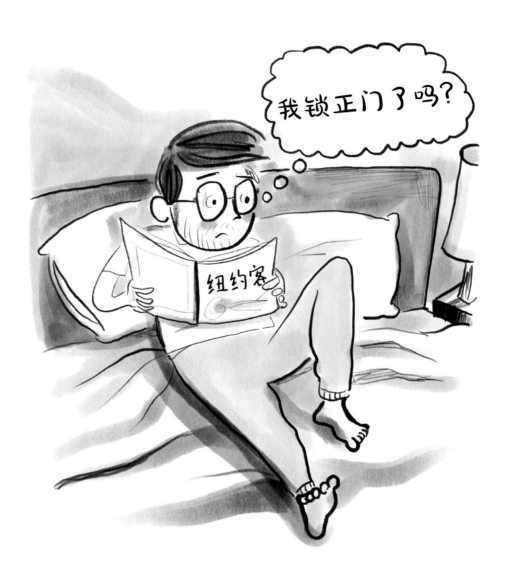

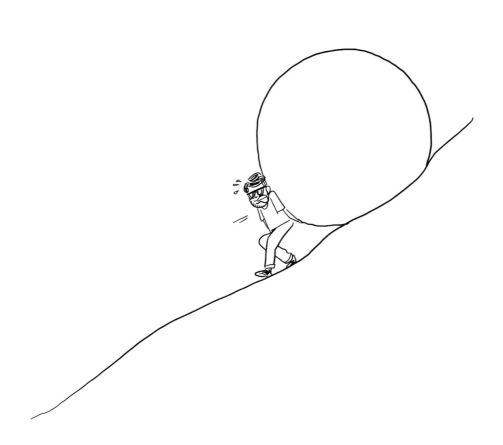

在纽约，我试着约会。这你可能也料到了。

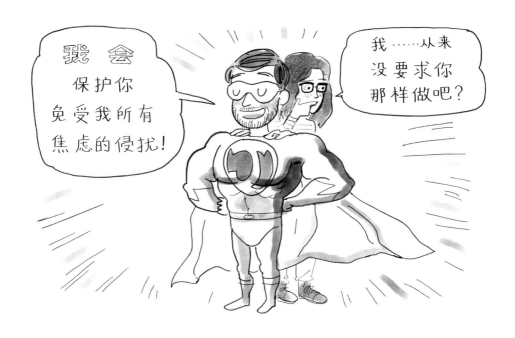

我跟这个人合适吗？我足够爱她吗？

这就是对的感觉吗？别人怎么觉得呢？

我们分开会更好吗？

这是明智的还是依赖助成的？

我正在慢慢毁掉我伴侣的生活吗？

我正在犯错吗？我具备爱的能力吗？我值得被爱吗？

我想，这些倒也是合理的问题，但显然都没有答案。

可即使清楚这一点，我也依然无法停止在脑子里重复这些问题，

我搜寻一切迹象或征兆来确认发生在我身上的事情究竟是好是坏。

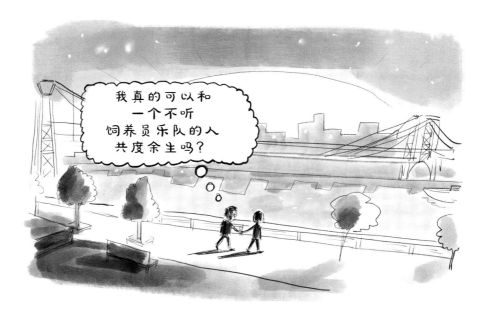

这些对我来说并没有什么帮助：

我看过的每一部电影，以及这家伙似乎都认同的那句话：

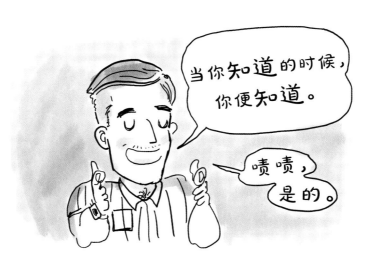

在这一点上，必须得说清楚：

我并不**知道**我什么时候**知道**。

你也不知道。你可能知道，

当你对自己的决定足够自信的时候，

你就不会浪费时间去纠结要是作了另一个决定会怎样。

若是如此，那我可真得恭喜你，

同时我也只能说"去你妈的"。

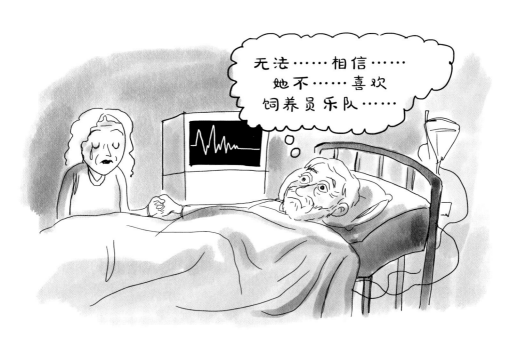

第一次约会，我在便利店里差点喝了一口明显是有人开过
然后又放回去的椰子水，
还好安娜及时阻止了我。

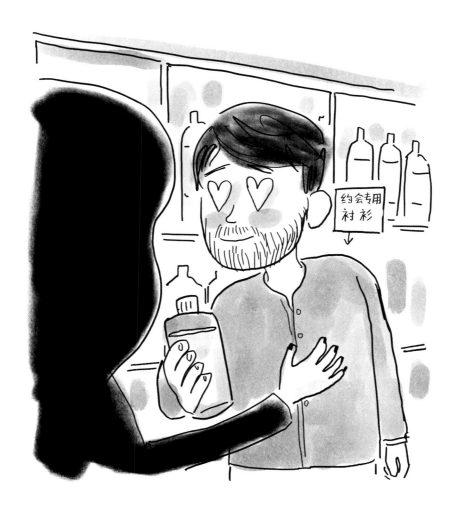

她可真是我的救命英雄。

第二次约会，我们开始像想象中的犹太老夫妇一样交谈。

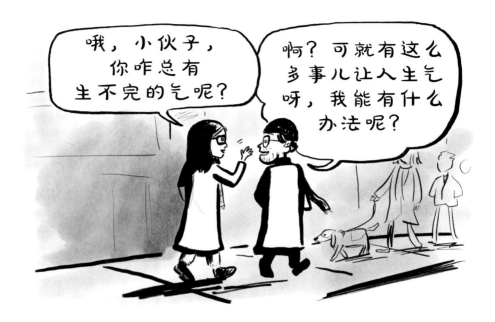

从此我便爱上了她。

我们第三次约会是在 2016 年的大选之夜。

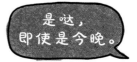

安娜是记者，她收到通知，
被派去特朗普大厦外作报道。

凌晨 3 点她回来了，
我们拥抱着彼此，聊了好几个小时。

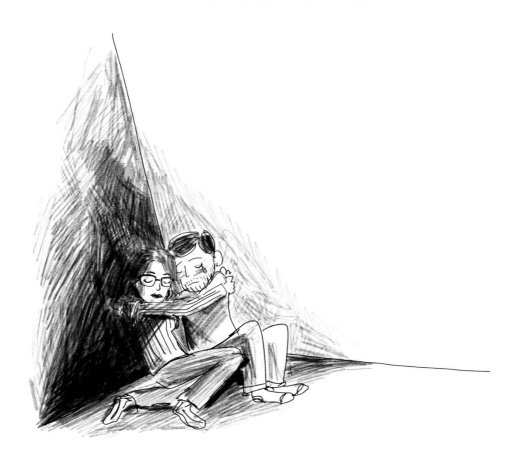

好多情侣在那天晚上分手了，也有好多在一起了。
而我们是后者。

安娜一直往返于纽约和华盛顿，
最终她还是搬去了华盛顿，
因为她现在全部的工作就是在华盛顿作国会山的报道。
在她的饯行派对上，我们说了一通胡话：

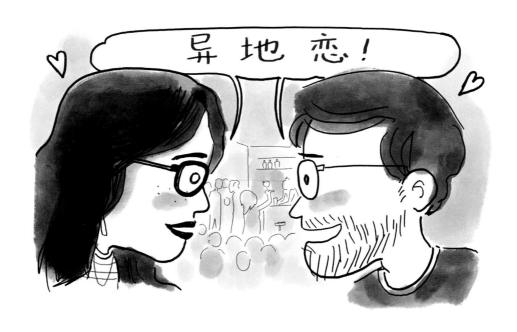

"若你是那种不会接下这份工作的人，我也不会爱上你。
异地恋，我们一定可以的。"

我说了所有正确的话，并对这些话坚信不疑。

短时间内当然没问题。

我坐火车去华盛顿——一座我讨厌的城市——见我所爱的人。

我们在她漂亮的房子的门廊上喝酒、看电影，还有闪烁的萤火虫为伴。

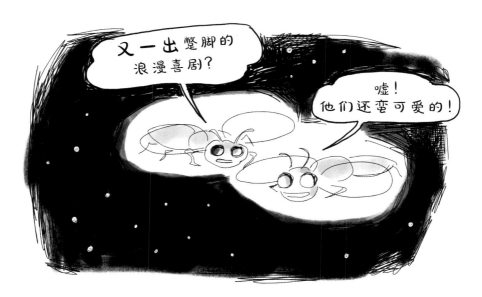

安娜希望进入我内心更深处。

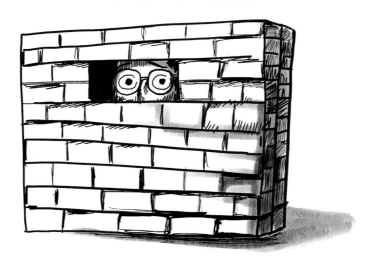

可我同时被
其他想法干扰着……

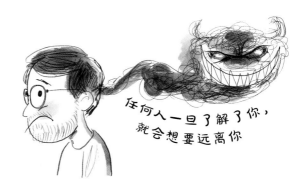

任何人一旦了解了你，
就会想要远离你

在纽约的一天晚上，我在咖啡店里挂上我的画，
正要离开，又忍不住担心起挂画框的钉子来。
我担心它们会承受不住，第二天还有人会在那幅画下面工作呢，
他们一定会被落下的画框砸出脑震荡。

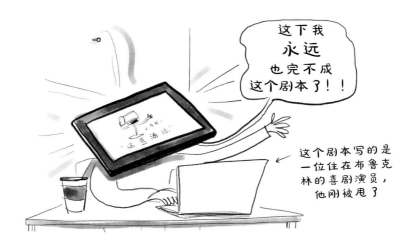

这下我
永远
也完不成
这个剧本了！！

这个剧本写的是
一位住在布鲁克
林的喜剧演员，
他刚被甩了

我不情愿地在电话里告诉了安娜这事儿。
她努力地想要帮我走出这个旋涡，而我却和她大吵了起来，
仿佛在和我脑子里的另一个自己争吵一样。

安娜被我弄哭了。

我对她产生了熟悉的噩梦般的念头，这着实吓到了我。

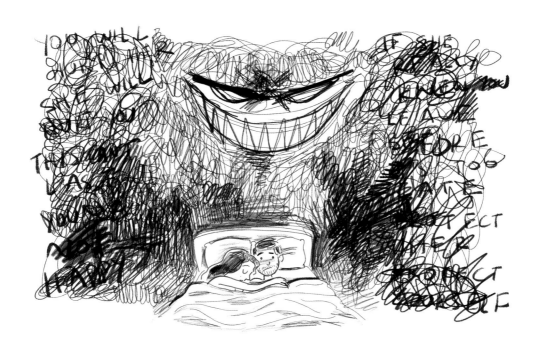

我精疲力尽。

我想要解脱。

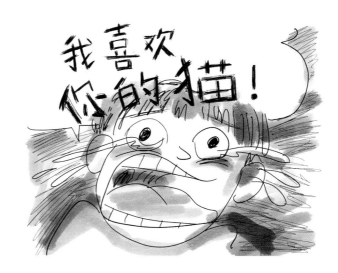

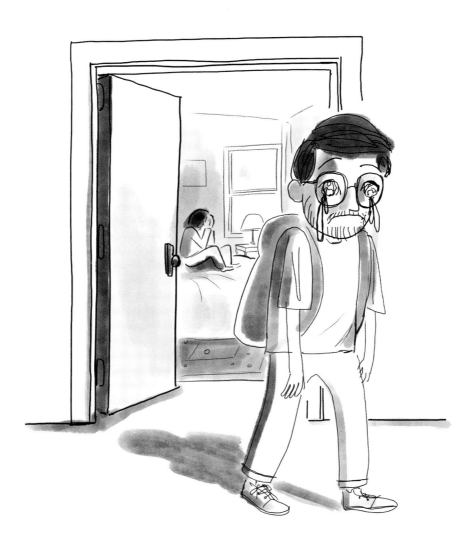

一年以后，我们又在华盛顿度过了一晚。

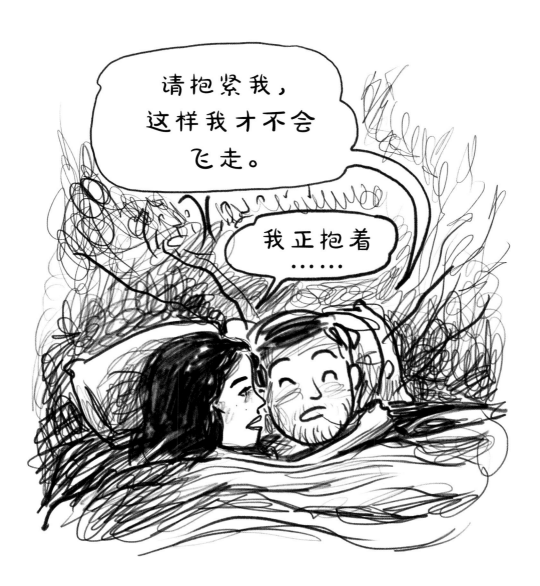

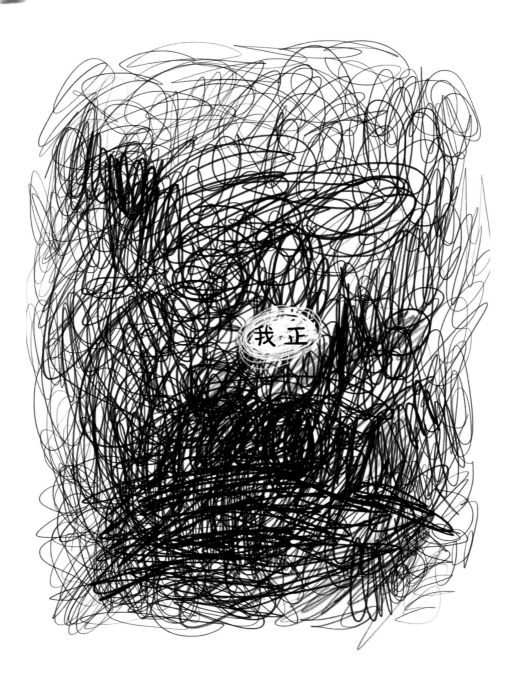

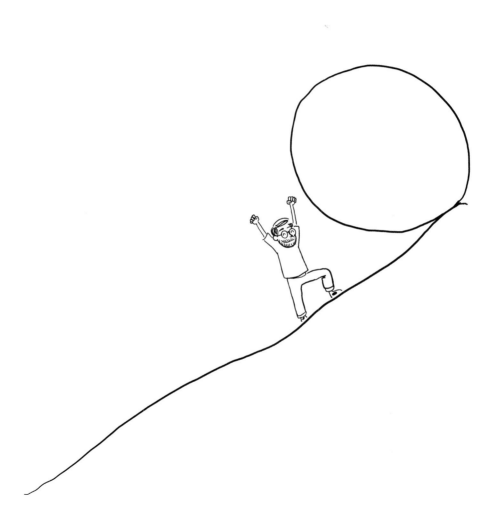

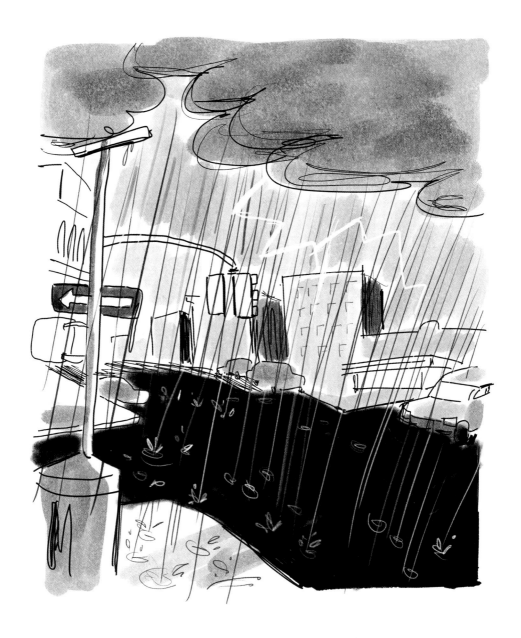

纽约有了点新动作：一场惊雷滚滚的春雨。

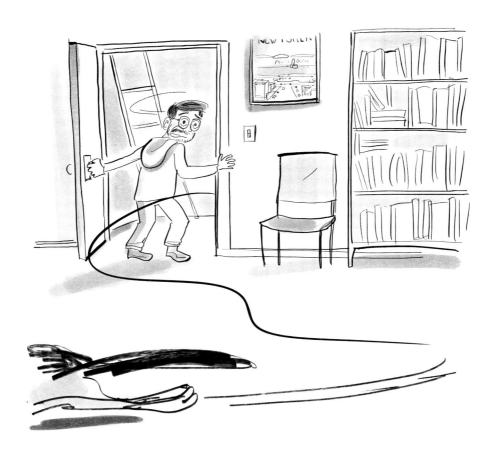

第二天早上……

这只小猫一定是害怕打雷才躲进了我们的楼里。

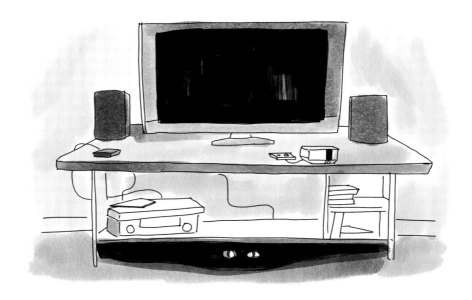

能躲在那下面，这只小猫得有多扁啊。
他完全没有要出来的意思。

我给他取名"斯坦利"，这名字出自

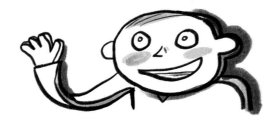

他就这么留了下来。

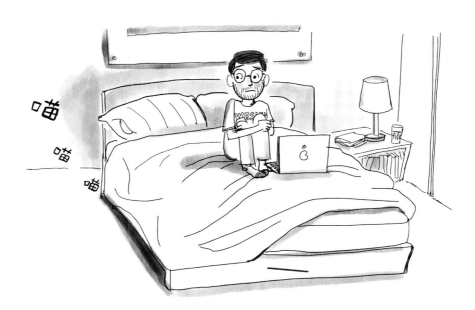

事实证明，绝对不能让斯坦利单独待在家。

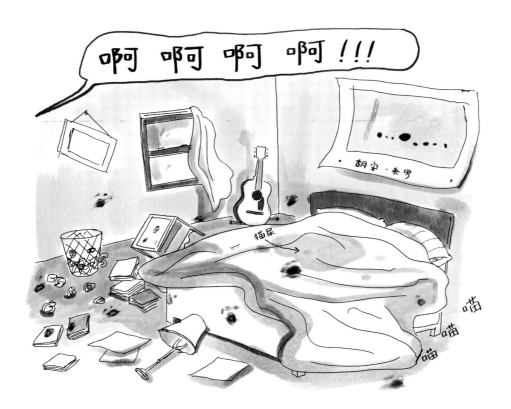

我室友在厨房里找到了我。

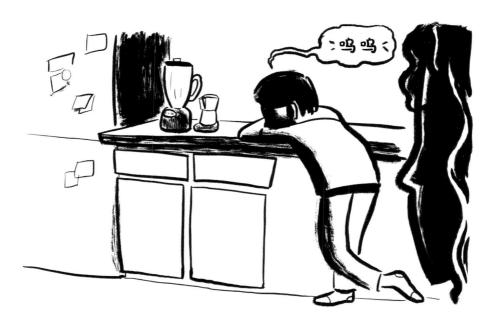

她帮我捉住了斯坦利。

我的意思是，我提着笼子咒骂，而她把斯坦利捉了进去。

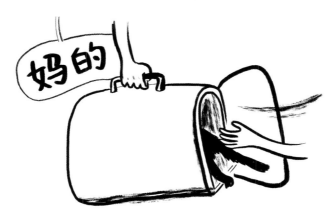

我等着见兽医。

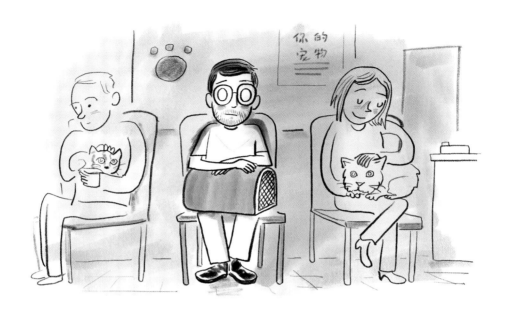

关于我的猫，我了解了许多。

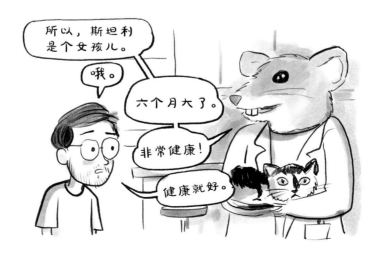

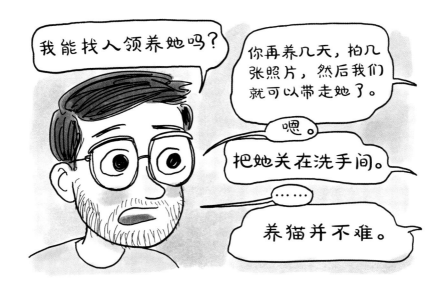

在电视行业，"吉利根剪辑"指的是角色本来想要做某一件事，
镜头却讽刺性地直接切到与其正在做的事情相反的结果上。
那么，就让我在这里也来尝试一下"吉利根剪辑"的漫画版吧。

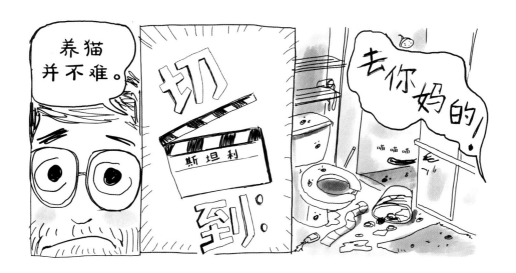

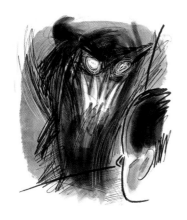

打记事起，
我就一直害怕一些抽象的恐惧会摧毁我。

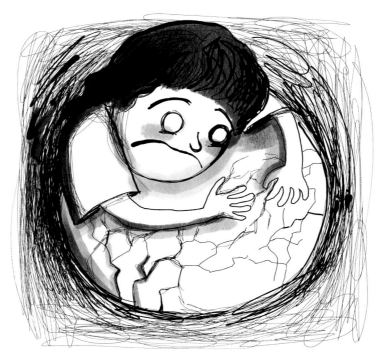

我紧紧抓住我的世界。
我检查过，清洗过，仔细审视过，反复思考过，寻求过安慰，也回避过。
我倒还能正常生活，或多或少。

这只小猫是我的祸根。

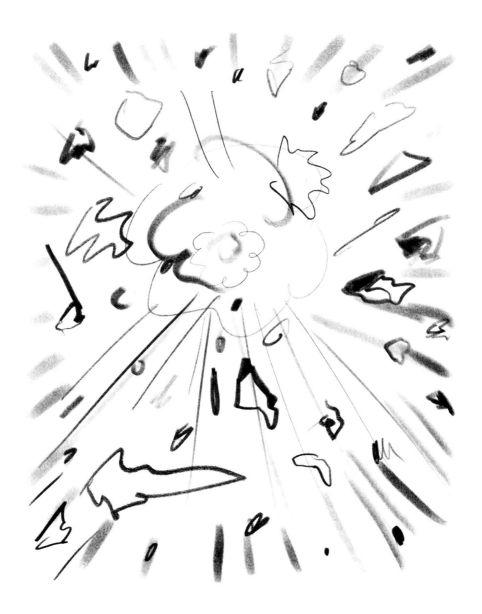

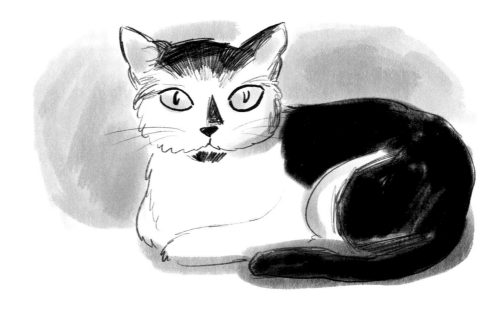

第二天，我就带斯坦利去了领养中心。

恐慌依然挥之不去。

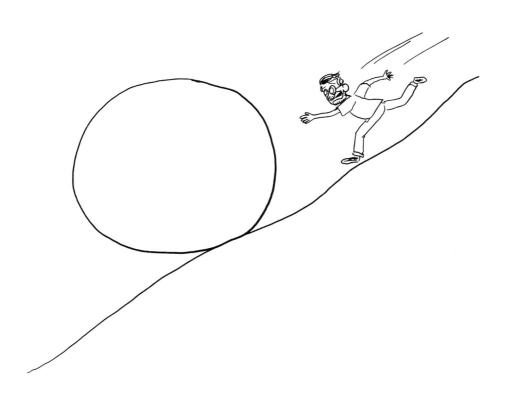

地铁 L 线在贝德福德站和福斯特站之间的某处停了下来。

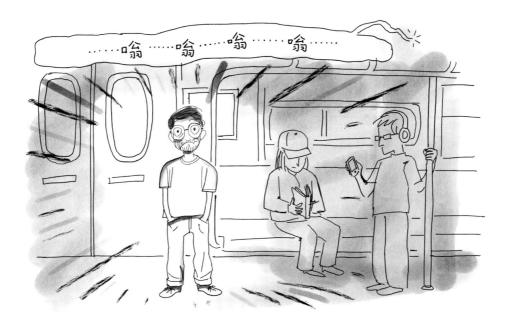

我确信我就会这么死去。

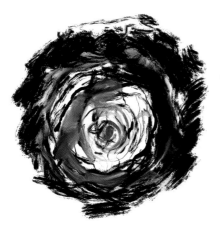

准确说，
不是死去，而更像是
感到一件难以名状的糟糕事情即将发生，
那之后我就死定了。
更准确地说，
不是死亡，也不是痛苦，
毕竟这两种噩梦般的结局我尚且能理解，
而这种感觉更像是我内心深处的
某个部分威胁着要冲出来。

一开始，这种感觉也只是在拥挤、黑暗或嘈杂的空间才有。

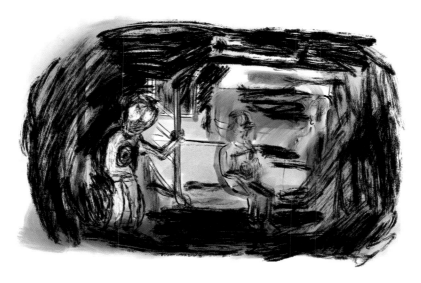

后来这种恐慌开始变得越来越频繁。

现在我已经完全说不准它会在哪里发作、为什么会发作。

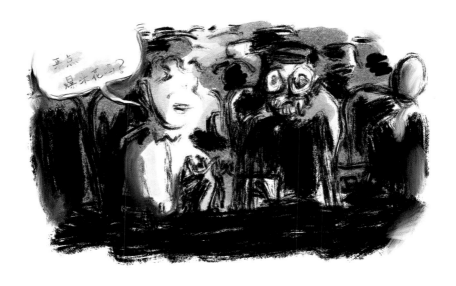

即使在我一直以为最安全的地方，它也可能发作。

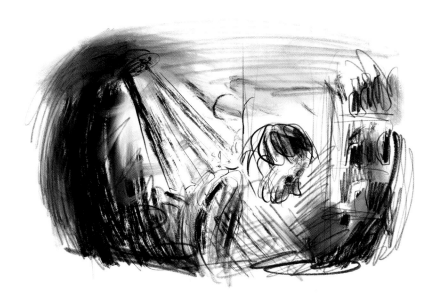

我严重依赖我的朋友们。

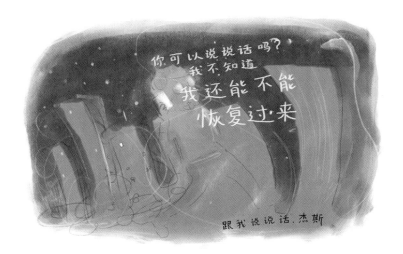

我的朋友们也尽力了。

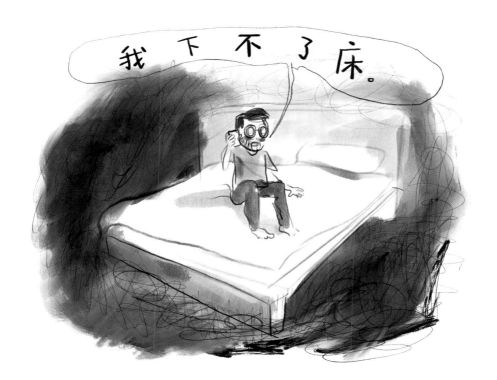

直到：

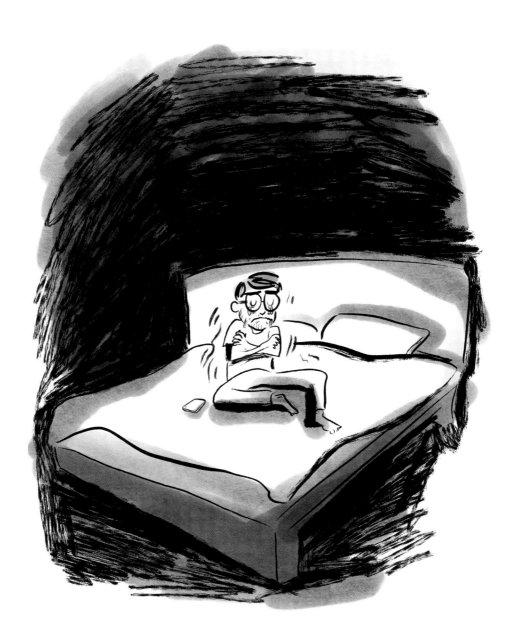

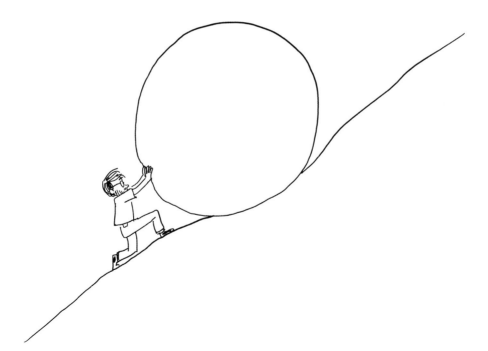

治疗强迫症最成功的方法之一是认知行为疗法中的一种，
叫作暴露和反应阻止疗法，简称 E.R.P.。

我从十六岁开始就在接受暴露和反应阻止疗法。
我看过的所有心理治疗专家都推荐这种方法，同时再辅以一些药物。

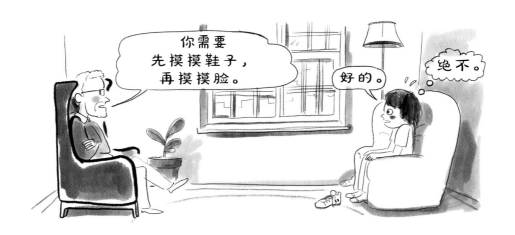

当然，问题是暴露和反应阻止疗法简直糟透了。
我本来就害怕的东西，
一天还得直面七到十次。

对于这种治疗，我是能拖尽量拖，而结果就是我最终不敢下床了，
因为一下床就会恐慌发作。

这感觉糟透了，如同跌落谷底。

不过，当我真的跌落谷底的时候，事情却有了转机。

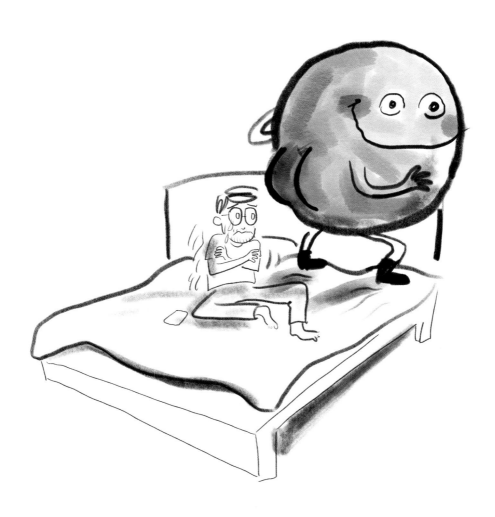

瞧，我"被污染了的"鞋子。

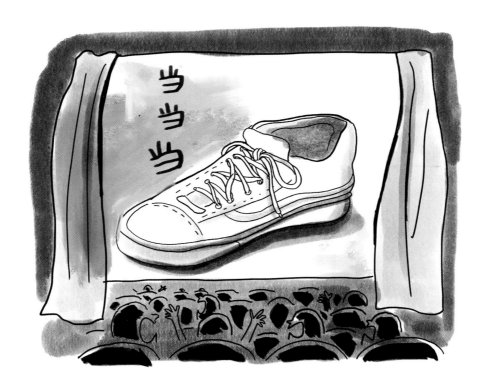

我应当先摸摸鞋子，再摸摸脸，
完了还不能洗手，每天如此重复七到十次。

触发我脑子里的警报本应是件痛苦至极的事。

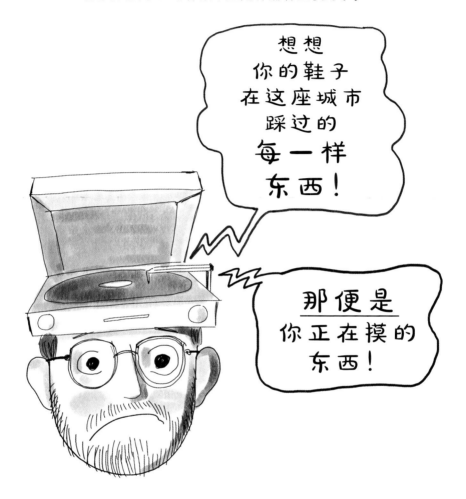

随着我不断地重复先摸摸鞋子，再摸摸脸，
警报声竟然减弱了。
我正在教会我的大脑一个道理，
那就是有些看似要紧的事情并非真的那么要紧。

我没法阻止那些想法，
但我可以阻断它们之间的必然联系。

首先，我故意唤起这个想法。

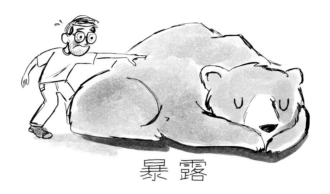

暴 露

我想要执行我的强迫行为，因为我感觉只有执行了强迫行为才能保命。
但我偏就不执行。

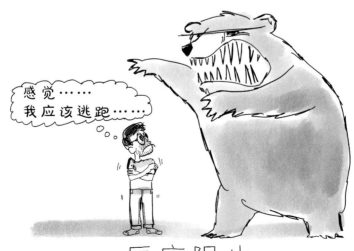

反 应 阻 止

我一遍一遍重复这个过程。我要让我的大脑明白，
那些感觉有威胁的事情并不会真的对我造成伤害。

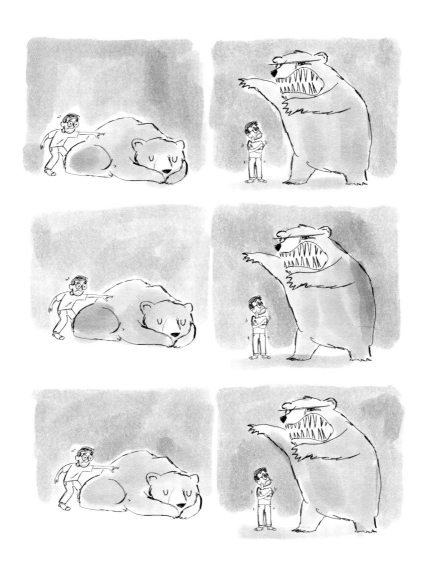

直到，最终……

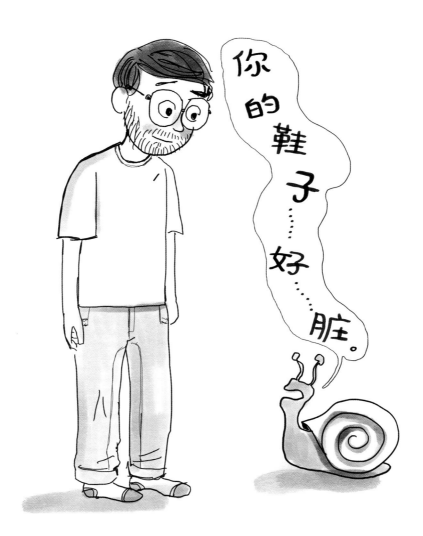

强迫症患者将他们的恐惧按轻重缓急排了等级。

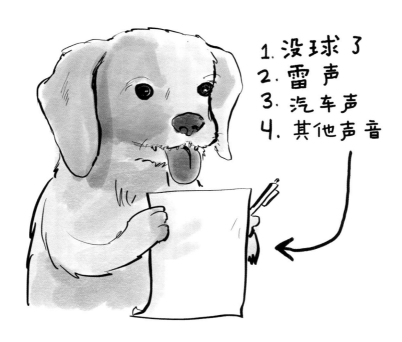

当某个等级的暴露和反应阻止疗法的练习变得可控以后，
我就进入下一个等级的练习。

我受到鼓励在暴露行为上可以想象力再丰富些。

我那些罪恶的强迫观念罪恶感完全在于
我担心会伤害或惹恼某个人，
或者我做的某件事可能会造成可怕的后果。

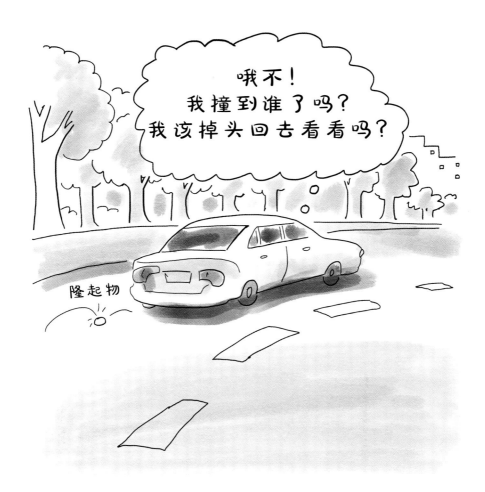

车子碾过的可能只是个小小的隆起物，但我会担心那是不是一具尸体。

我应当重写这一场剧，并夸大它的戏剧性。

有时候，只要我把它弄得足够荒谬，它就不会再来纠缠我。

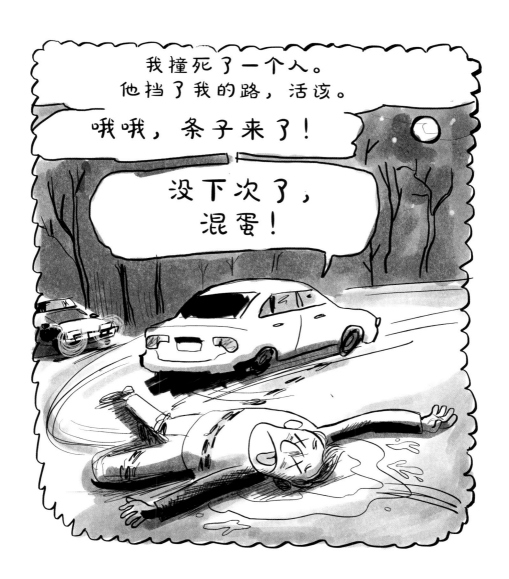

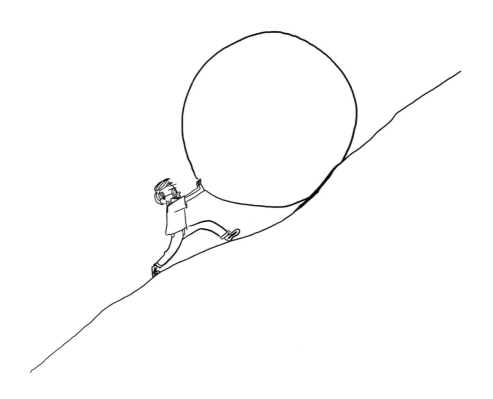

另一方面就是药物治疗。我去看了一位精神科医生。

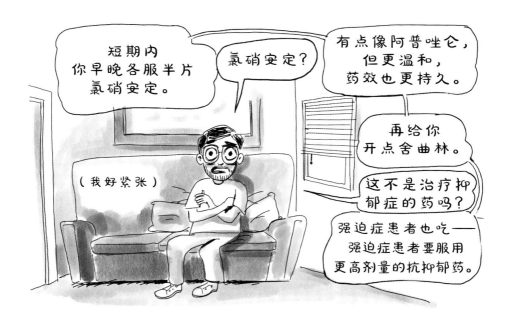

我知道这听起来可能有点奇怪
……但我担心……

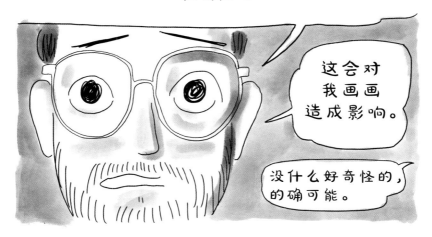

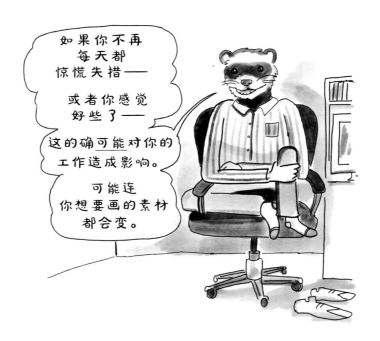

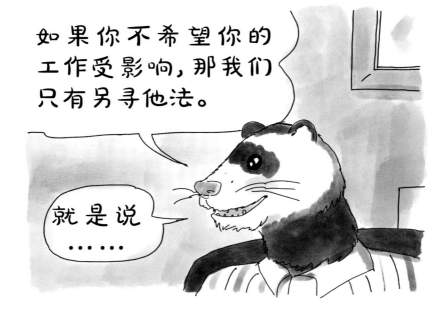

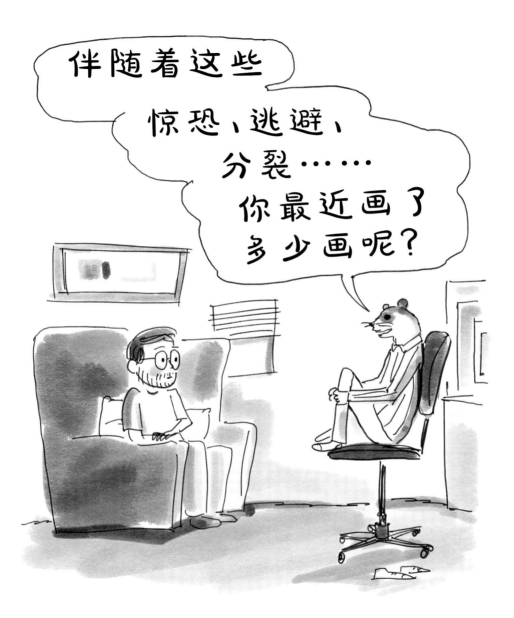

无论怎样，我就是害怕会感觉到我不像自己了。

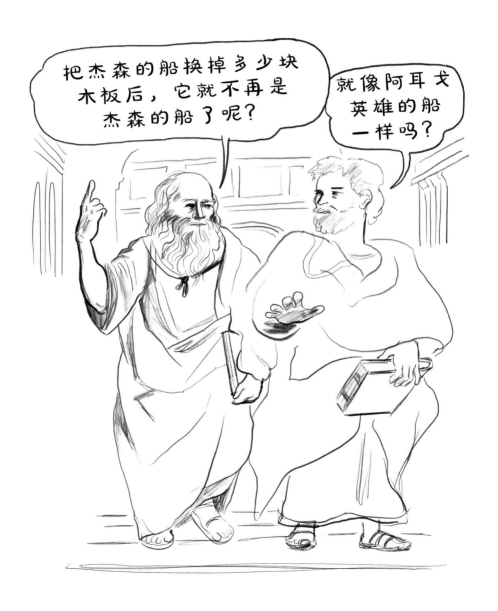

我得承认，我的焦虑和伤心常常伴生着一丝优越感。
如果你没像我这么伤心过，你是注意不到这种感觉的。

世界上的电影有一半都在强化这种感觉。

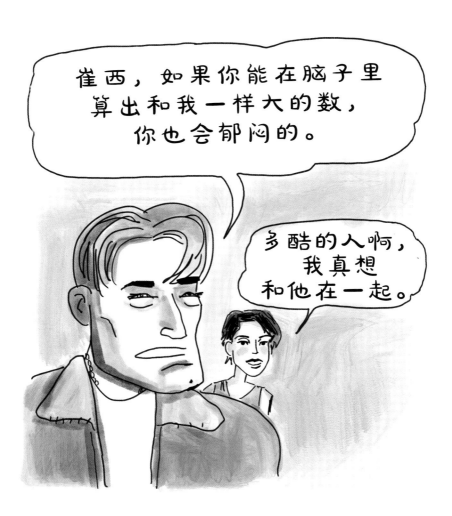

并且，难道不正是我的焦虑和伤心使我的作品更有趣了吗？

到底是什么让**我**变得有趣起来的？

这是另外一半电影教会我的东西。

凯特，我曾经如此伤心。
遇到你以来，我虽然还是如此伤心，
但也激起了创作灵感。

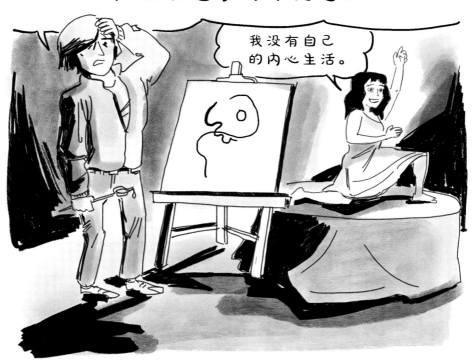

这种痛苦真是浪漫。

这证明我的确对事物的本真高度敏感，

而我的工作便是向世人展示这种本真。

这些想法阴险且有说服力，

也是《一个明星的诞生》所有四个版本的论点。

我知道我本不应该相信这些想法，但我的确有点信。

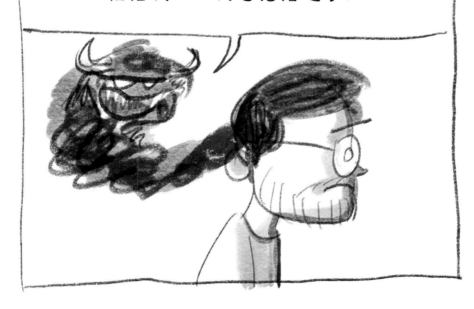

强迫症治疗中常常听到的一种抑制思路是，
"那不是我——那是我的强迫症"；
另一种则是，"我并不等于我的大脑"。

我一直不是很能接受这种方法。

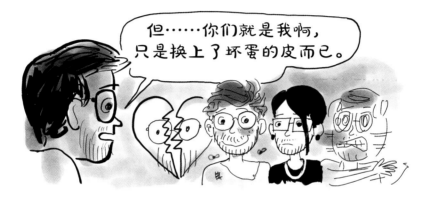

我明白为什么我应该隔离并暴露那些强迫想法。
这的确能削弱它们的力量。

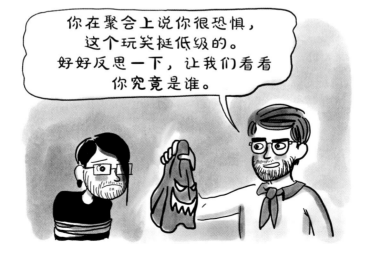

但我一直都如此下意识地认同自己的创造力。

我是个漫画家。这个让我身受其扰的身份很难脱离我的焦虑而存在。

毕竟我就是一个焦虑的漫画家啊。

我在治疗中学到一种策略，那就是把我这些痛苦的想法称为
我"创造性大脑"的产物。

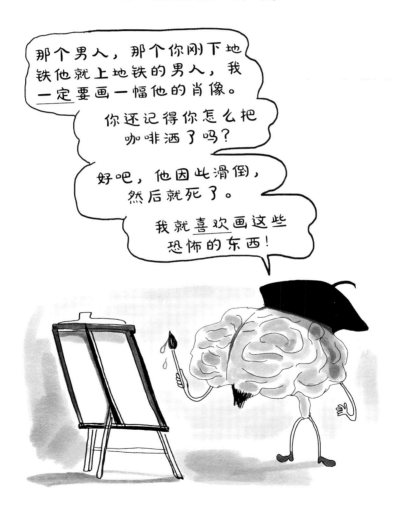

把我的焦虑看作我创造力的催化剂，
这对我来说很有诱惑力。

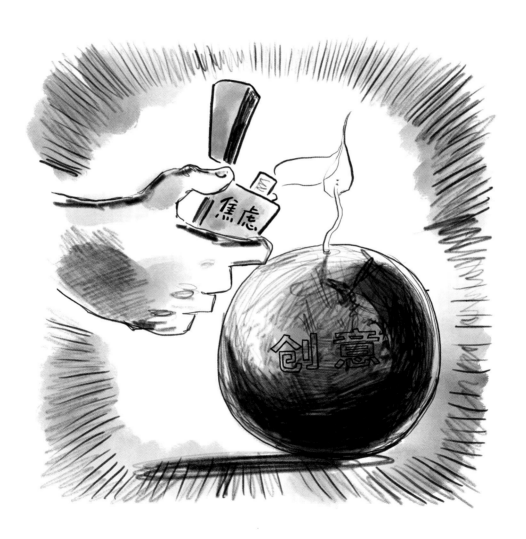

一个不经意的想法会让我产生一连串愈发飘渺不定的联想，
然后涌现出一些新得让我恐惧的东西。

现实

真的，这事儿是可能发生的吗？嗯，也可以说可能性微乎其微，但说不定真的会发生呢。即使几乎不可能发生的事儿真的发生了，后果会是怎样呢？想想看？如果真发生了，那会有多糟糕，简直可怕极了。我是不是怪怪的？

这一系列愈发飘渺不定的联想同时也是我很多漫画的灵感来源。

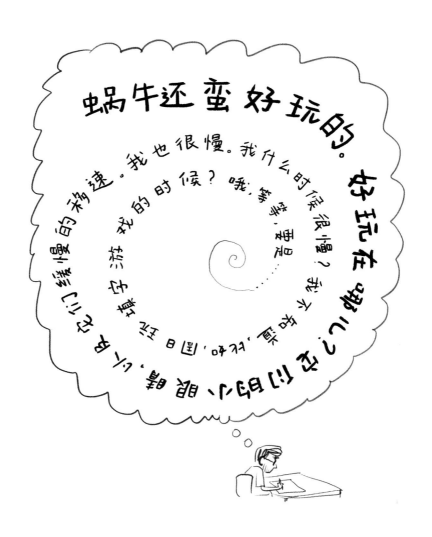

倒不是说我非得要焦虑了才能创作，而是说，
我的这种思维螺旋可能帮我找到创意，
当然也可能带来新焦虑。

我越来越模糊了现实与想象的边界。

这使我活在一个满是虚构角色的世界里。

这些虚构角色源于我自己的经历，

只不过他们打破了我现实的准则。

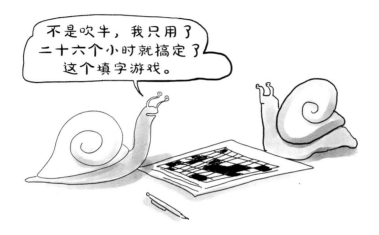

一个强迫想法其实只是一个想象行为，

但它常常让人忘记它只是种想象，

就好比明明是架风车，我却看成了一条恶龙，

自然不禁吓得后退。

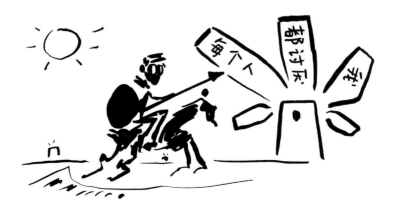

焦虑并不是创意的引信。

它反倒一直在阻止我画出任何东西。

我决定尝试一下药物。

感觉也不像是什么都没吃一样。

我怕坐飞机——当然很怕。

有一次，在飞往加州的飞机上，安娜就坐我旁边。

我吃了一片从朋友那儿买的阿普唑仑。

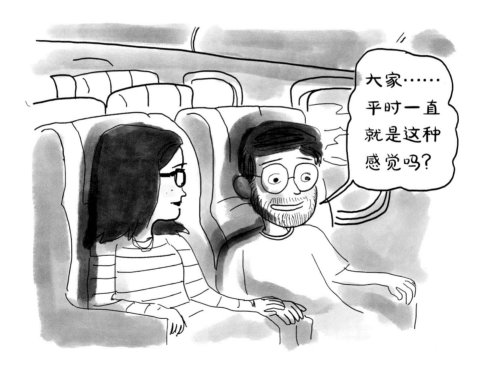

在那架飞机上，我第一次感受到，那些焦虑的生理表现，

那些我认为理所当然会永远缠着我的焦虑，都消失了。

我开始每天早晚服用小剂量的氯硝安定。

那是一种苯并安非他命。

它可以立即缓解身体上的恐慌症状。

但它很容易上瘾，所以我得谨慎服用。

我计划一个月后就慢慢戒掉它。

我每天都在口袋里放两片，以备不时之需。

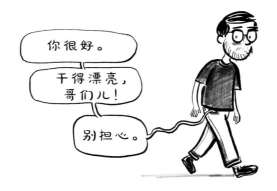

当感到恐慌快要发作的时候，我就紧紧抓住它们。

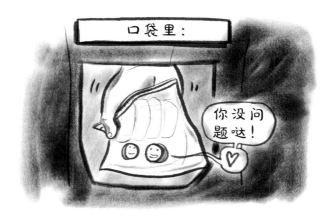

在大多数情况下，我的基本反应通常倾向于如下两种选择之一：

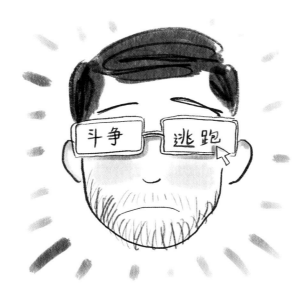

服用安非他命让我感觉可以停下来看看四周。

也许大家平时一直就是这种感觉。

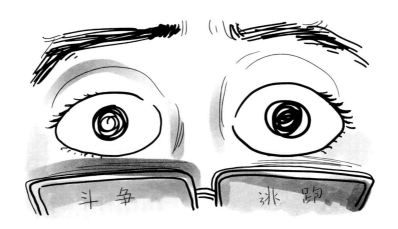

同一天，我还开始服用舍曲林。

舍曲林是一种选择性血清素再摄取抑制剂，简称 SSRI。
强迫症患者的大脑没有获得足够的血清素，
高剂量的舍曲林则会有所帮助。

应该需要几周时间才会起作用，但我立刻就担心起潜在的副作用。

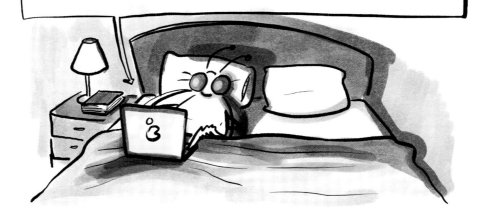

几周后，我正为一本书画莎士比亚的肖像。

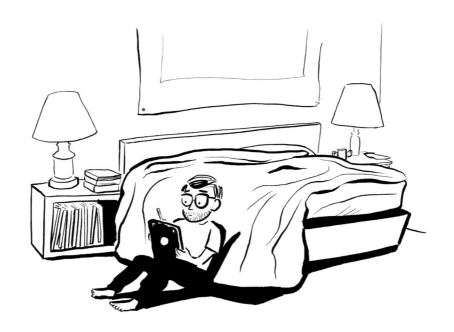

就在这时，我……

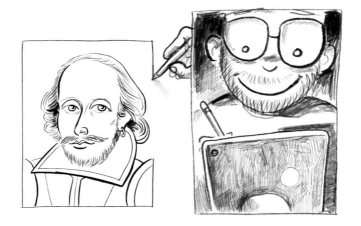

……找回了那份久违的对画画的热爱。

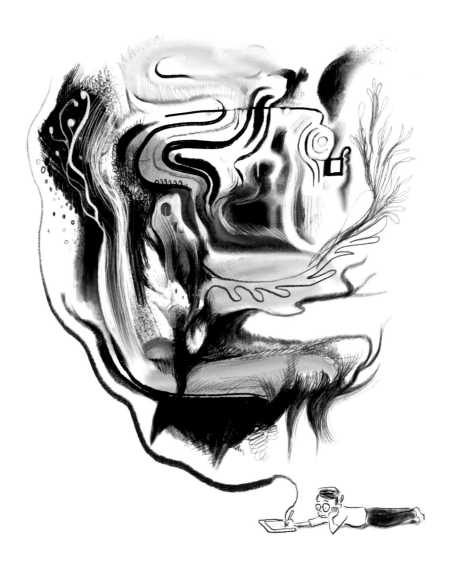

我甚至都没有意识到我曾把这份热爱忘在了脑后。

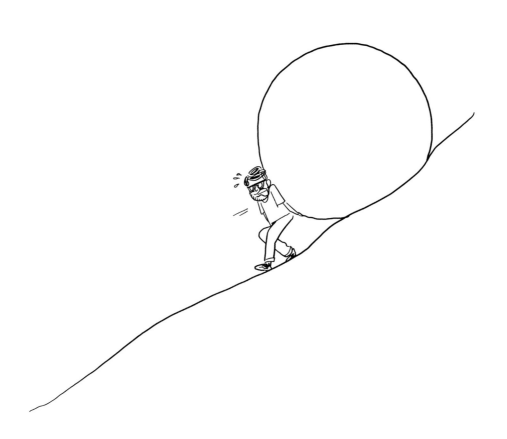

我振作了起来。我已经停了氯硝安定。
我可以离开我的房间了。作为人的基本功能差不多也都恢复了。

我已没有借口再去逃避暴露和反应阻止疗法。

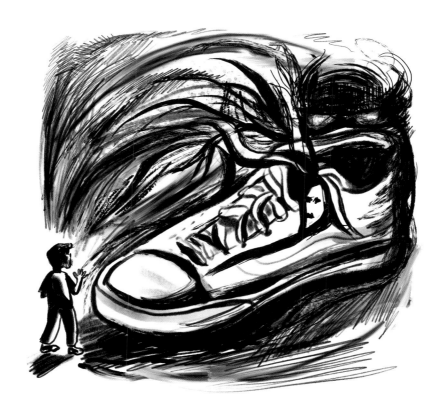

我又从最低等级的训练做起：
先摸摸鞋子，再摸摸脸。

光是想到要这样做，就够让我感到痛苦了。

我为什么要这样对待自己?

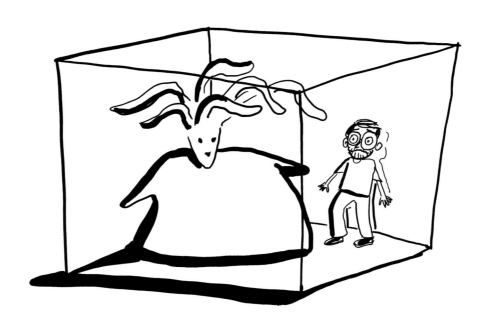

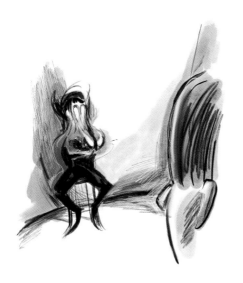

我又变回了一个因恐惧
而病态的小孩。

我想停止暴露行为，
但我清楚地知道一旦停止
又会带来怎样的后果。

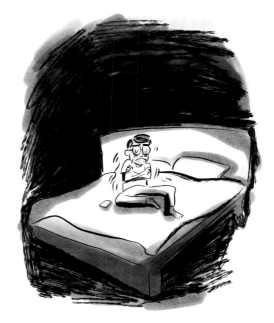

我不想再遭受那样的折磨了。

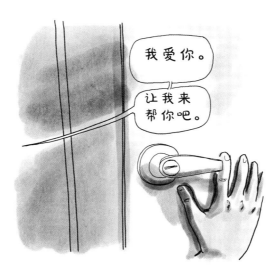

我也不想再让我的朋友们遭受那样的折磨了。

他妈的，我偏要摸摸看这老虎的屁股。

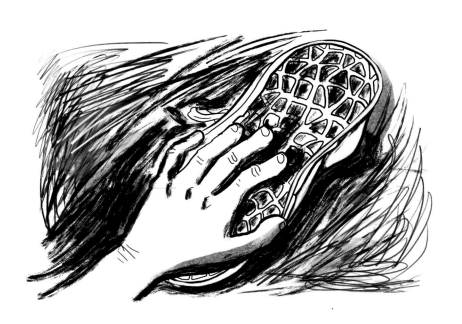

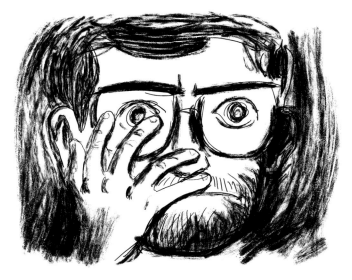

我一遍又一遍地先摸摸鞋子，再摸摸脸。

我已经受够了对那只猫无休无止的恭维。

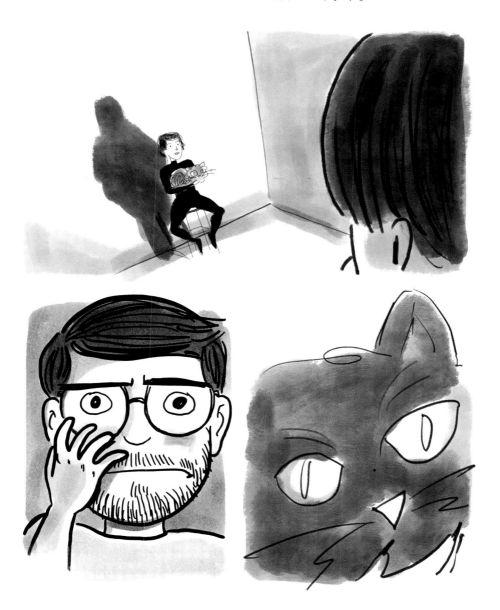

这是没用的。我内心几乎每一个角落都在叫喊：这是没用的。
我每天做十次这样的训练，好些天都感觉简直像吃屎般难受。
没用的，这是没用的。

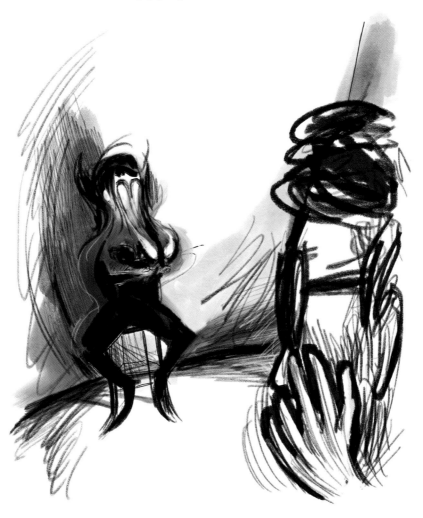

一个孤单而微弱的声音说道："坚持自己的信念孤独地前行吧。
也许会有意想不到的结果呢。"

在一周的暴露训练后……

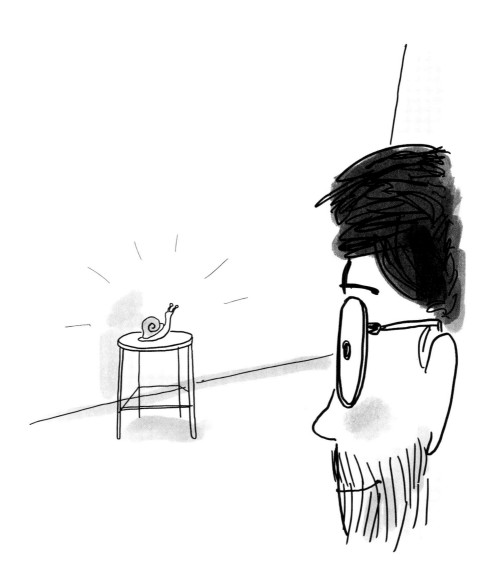

谢谢你这个孤单而微弱的声音。

我终于开了个好头。某种一直以来的紧急情况终于不再紧急了。

我可以改变我的感觉。

我，可以，改变，我的，感觉。

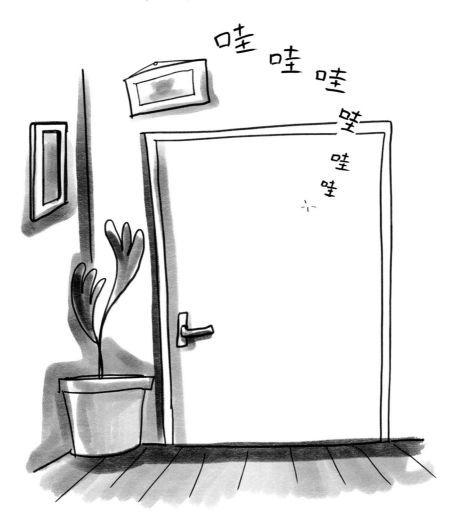

在一家咖啡店，我五年来第一次坐上公共马桶。

我简直是他妈个超级英雄。

可是罪恶问题处理起来并不像处理污染问题那样顺利。

污染暴露仅仅把我置于"危险"之中,

但是为了对抗我那不合理的罪恶,

我得把其他人置于"伤害"之中。

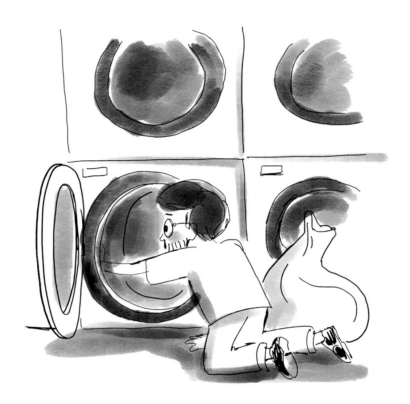

每当我从烘干机里取出衣服的时候,我都会把手伸进烘干机里,

摸摸看烘干机是否还在发烫。

我很害怕有人把衣服放进去后会烫伤自己的手。

于是我会一直坐在自助洗衣店里,

待到我能确认烘干机已经冷却到不至于烫伤他人时才离开。

走在纽约街头，

我总是担心我的口袋里会掉出什么小玩意儿，

小朋友或小狗看见会立马把它放进嘴里，

然后就噎死掉。

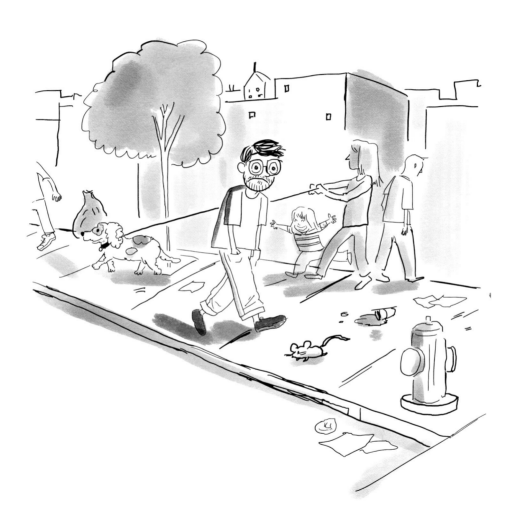

那我就该故意往地上扔一枚硬币……

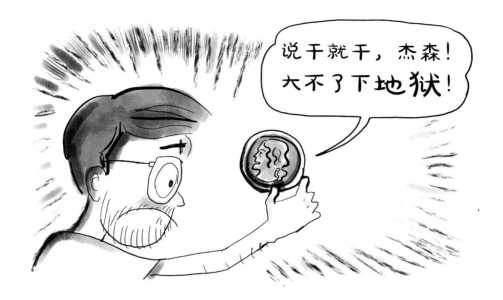

……但我至今都还没下过地狱。

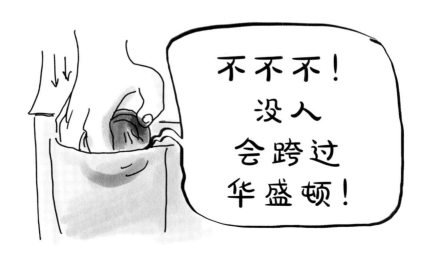

我开始和其他强迫症患者一起参加团体治疗。

虽然导致我们痛苦的事情不一样，

但我们大脑的工作原理是相同的。

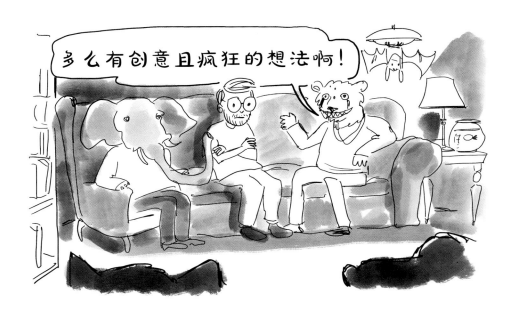

针对每个组员所分享的具体的强迫观念和强迫行为，

其他组员都会"奚落"一番。

我一开始也有点震惊，不过慢慢也就适应了。

我才了解到，要从痛苦的想法中夺回权力，
这种"奚落"还真是一种好方法。

被取笑的不是我，而是我的强迫症呀。

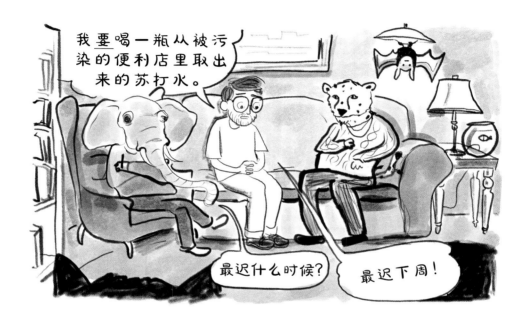

有了这些组员的监督，我更能坚持完成我的暴露和反应阻止疗法。

我开始在组内分享我那些噩梦般的想法，
而那些想法也开始失去对我的控制。

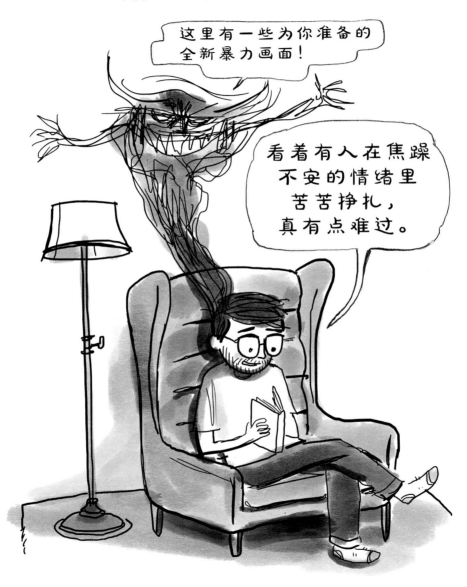

有一天:

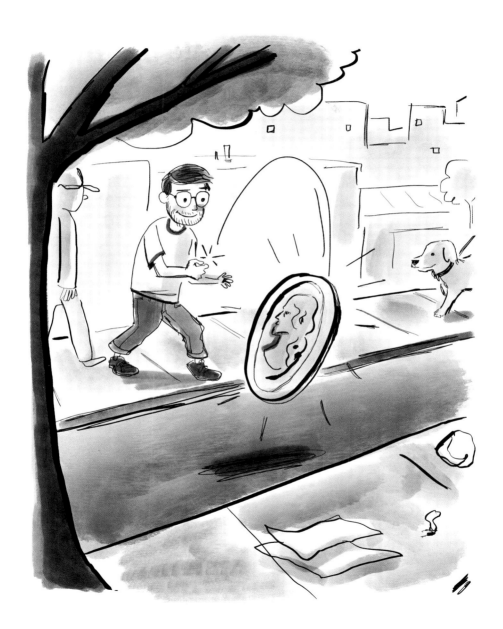

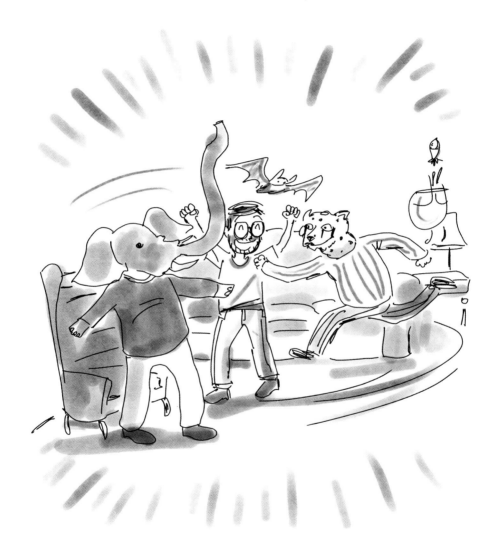

而那周，在小组里……

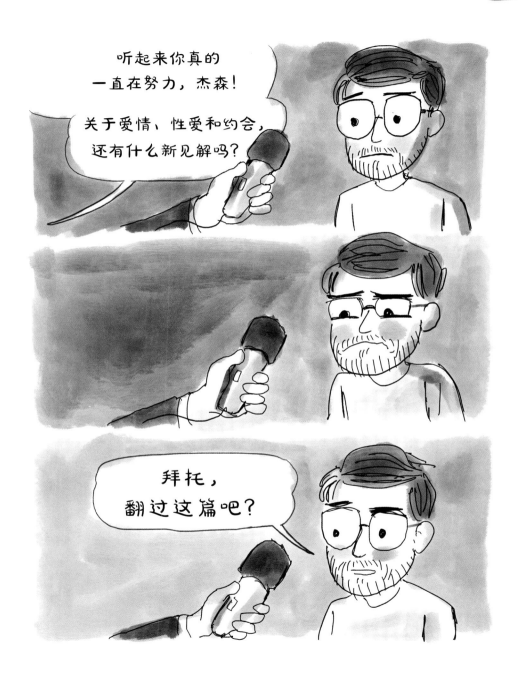

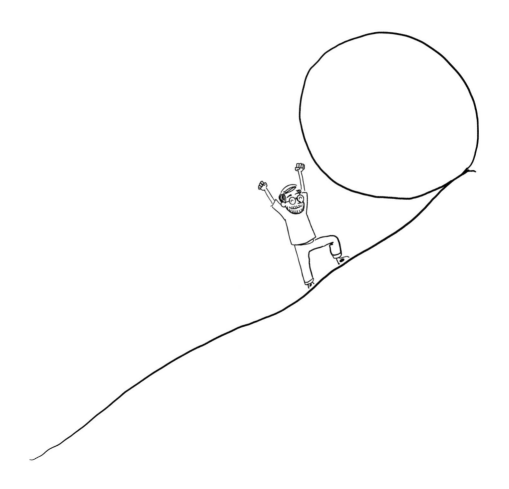

最近，我的症状减弱到只剩下沉闷的嗡嗡声。

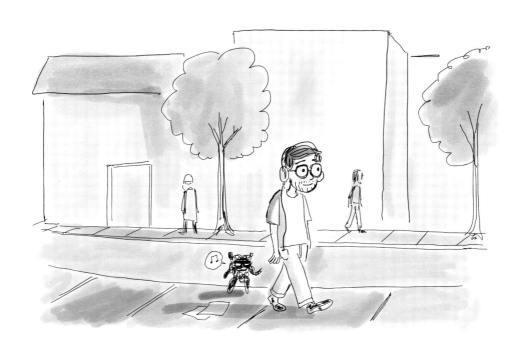

然而，
我那些焦虑
还在画面不远处
直直地
盯着我。

但也无妨。

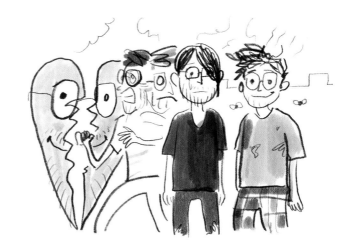

有时我也会有小小的顿悟：

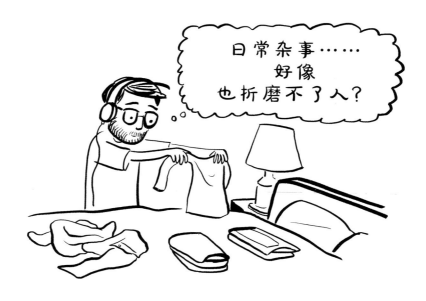

暴露疗法、药物、一切为了恢复健康而作出的努力？
它们正在改变着我。

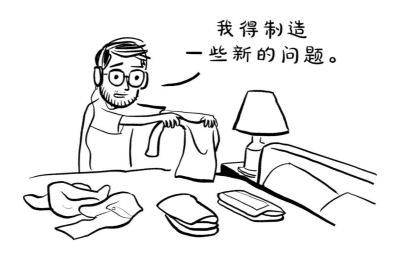

我每天都做一些低等级的暴露行为，
以提醒自己那些强迫观念并不是真正的威胁。
我就像一位在练习音阶的钢琴家一样。

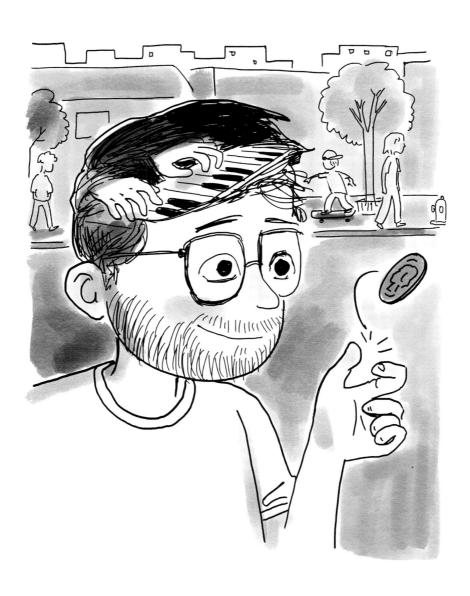

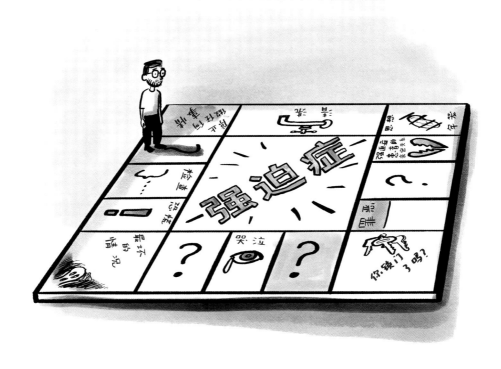

216

当我服从我的焦虑时，我的生活就会受到很大的限制。

可这在一定程度上也缓解了痛苦。

规则总是很明确的。

所有这些自我强加的限制

（我可以接触什么，我可以怎么做，我可以去哪里，我可以做什么……）

一直都在伤害我。同时，它们也建构了我的世界的秩序。

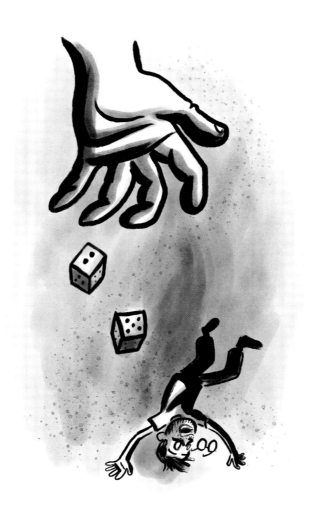

我现在要去寻找新的秩序。

我决定尝试烹饪。

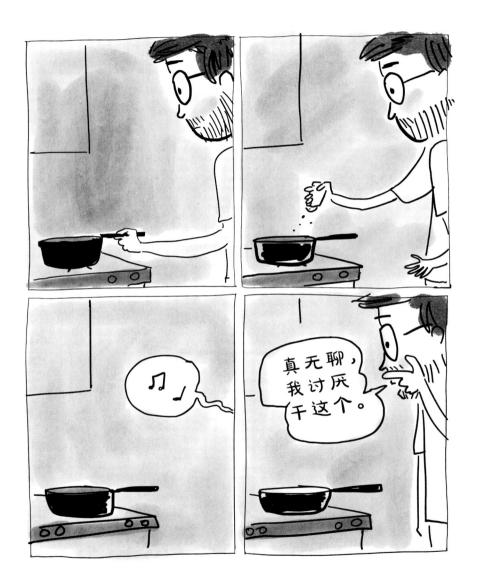

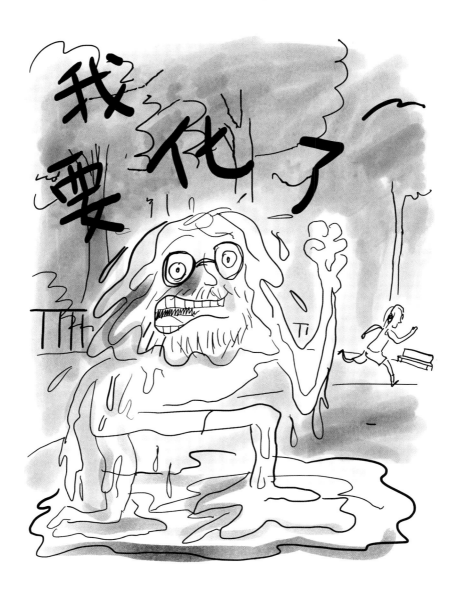

我尝试跑步。

这不适合我。

治疗过程中，我拿到一道有点俗气的练习题。

我的价值是什么？

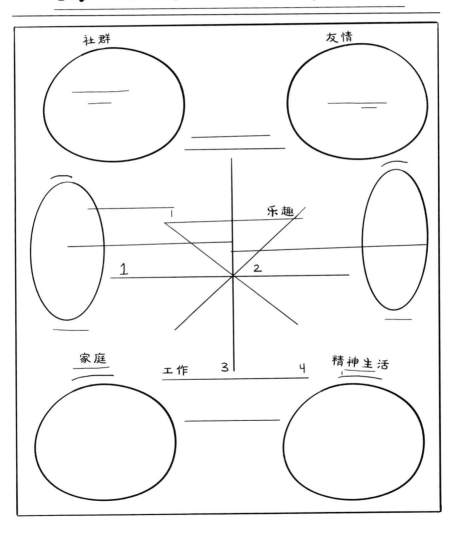

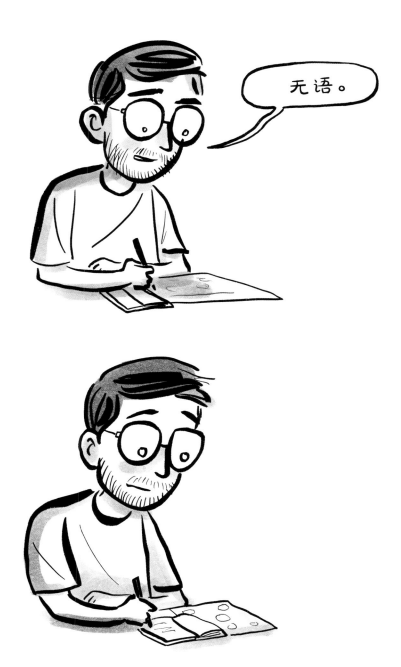

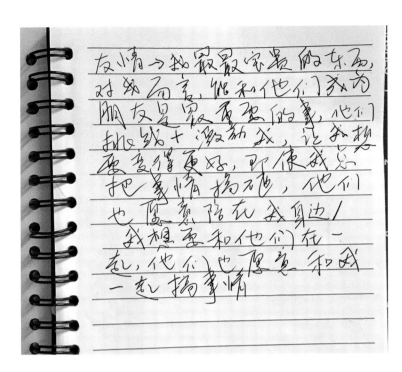

友情→我最最宝贵的东西，对我而言，能和他们成为朋友是最重要的，他们挑战+激励我，让我想要变得更好，即使我总把事情搞砸，他们也愿意陪在我身边！
我想要和他们在一起，他们也愿意和我一起搞事情

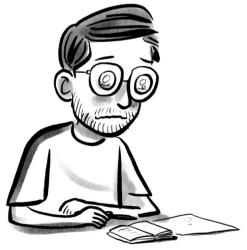

每天早上我都早早起床去咖啡店，

这样我就可以通过与他人互动

——或者至少尝试与他人互动——来开启新的一天。

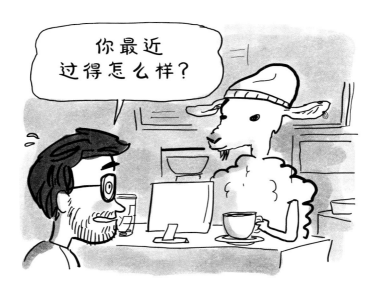

我把手机落在了家里，也好，就坐在外面读读珍妮·奥德尔的书吧。

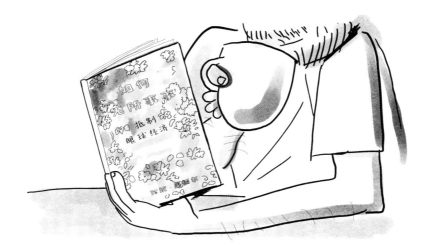

我选择绕远路穿过公园回家。

我试着去注意自己的身体，试着去注意这个世界。

如果听得够仔细，我甚至能听到鸟儿在歌唱。

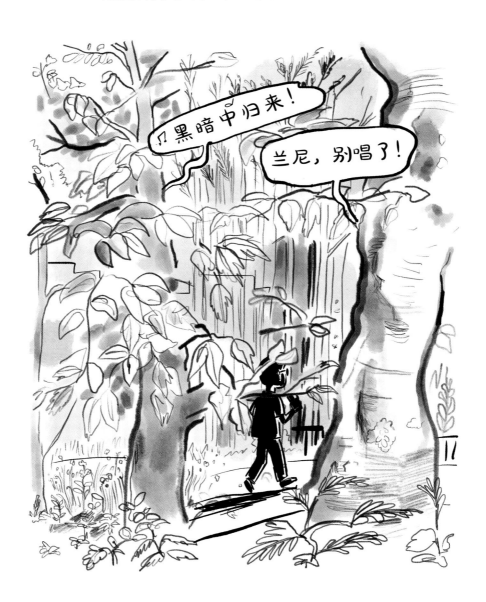

当我回到我的公寓时……

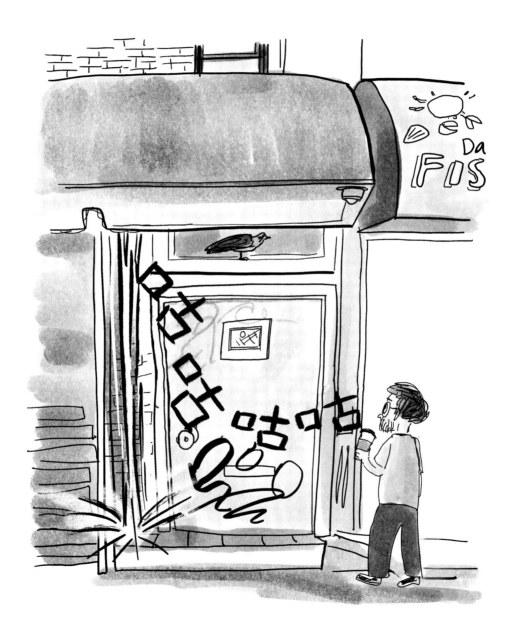

在邻居的遮篷和我的正门之间的小空隙里，
一群鸽子已经搭好了它们的家。

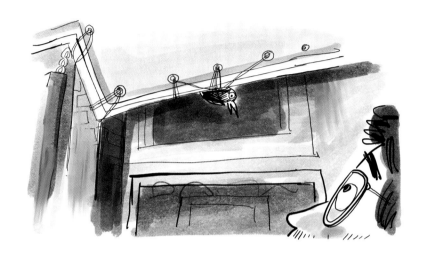

我刚好看到其中一只掉到了地上。他无法飞走，或者说，他也不想飞走。

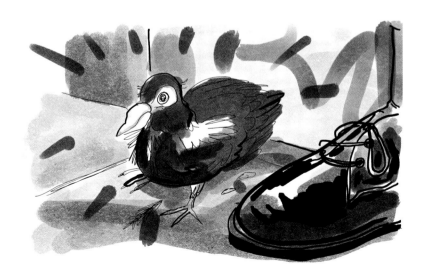

我真的试图让大自然自己解决这个问题，
但当我打开门时……

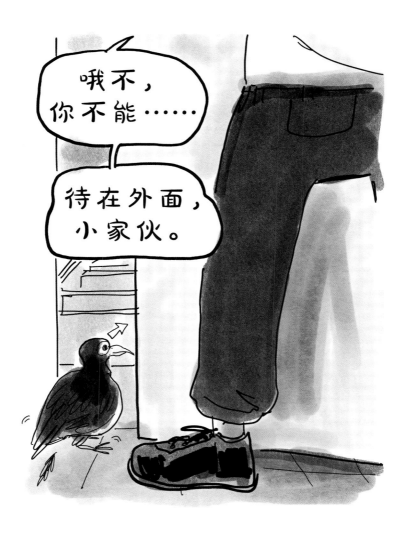

我给他取名伯兹顿·摩尔，我本来并不打算照料这个小家伙，
但这个想法很快就被我抛诸脑后了。

网上说要把他放进纸板箱里，我照做了。

野生鸟类基金会告诉我给他留点水，我也照做了。

我不知道为什么总有弱小的动物会徘徊在我的楼梯间，寻求我的保护。

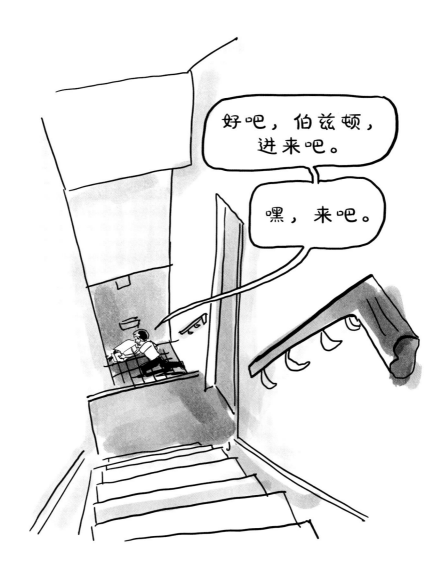

我不知道我会不会因为照顾这只生病的小鸟而浪费一周的时间，
会不会恐慌再次发作，我最近好不容易通过层层叠游戏才达到的
精神稳定状态会不会就此崩溃。

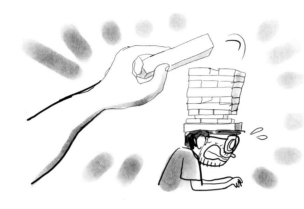

当我去查看伯兹顿的时候，发现有人给他留了吃的。

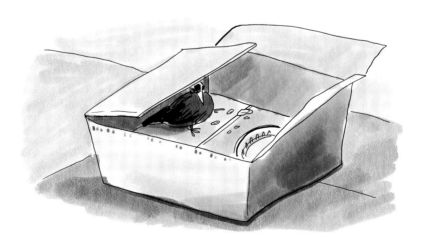

我爱纽约。

我想了一下，一个小孩可能会走过我的正门，
看到盒子里的鸟，然后把他抱起来。
这将导致类似《人鼠之间》中出现的情况，
或者导致孩子生病。不管怎样，这都是我的过错。

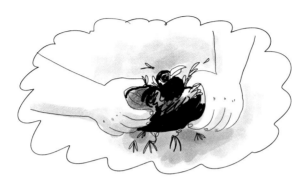

我怀疑这可能又是个不合理的想法，
而如果对这个想法作出反应，那就又是强迫行为了。
我给我的组员发短信确认这是不合理的。
而当他们都说"这当然不合理"的时候，我就此打住了。
转而回到我那令人激动的生活中去了。

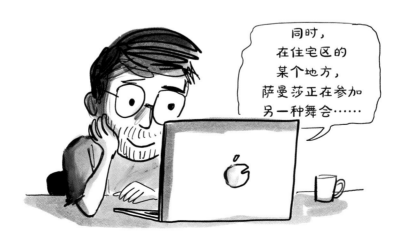

后来，我决定把伯兹顿从箱子里放出来。

也许他会飞走。拜托，我希望他飞走。

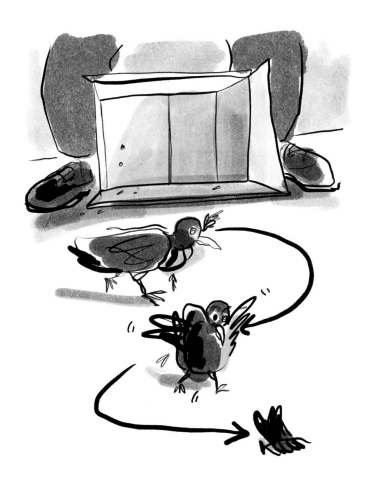

它一瘸一拐，像喝醉了一样。

它扇动翅膀，双脚稍稍离地，马上又掉落下来。

嘿，伯兹顿，坚持住。

我短暂地把目光移开，当我回头看时……

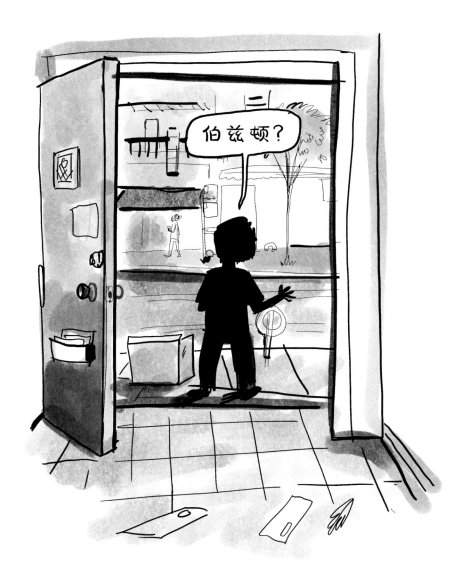

我永远也不会知道他是跑去躲在什么东西下面了，
还是成功飞走了，抑或是被流浪猫狼吞虎咽掉了。
我帮忙了，我尽力了，我没有因此又纠结到死。

我继续我一天的生活。

这是纽约的初秋，
天气好极了。

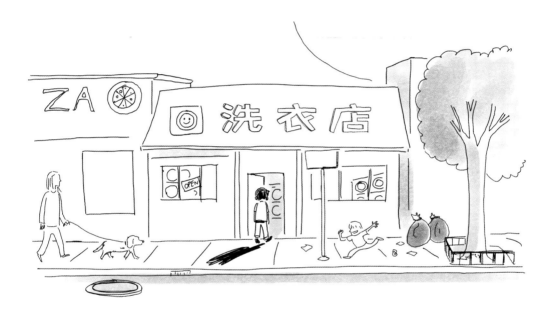

这个世界上到处是小孩、小狗、垃圾和空调滴下来的水。
社交互动出错的机会比比皆是。
老鼠就在我的脚前从一堆垃圾跑向另一堆垃圾。
在某个地方，我的朋友正在生我的气。
我可能忘了关烤箱，门也没锁。

这些想法来了又走，走了又来，但再也没有演变成纠结。

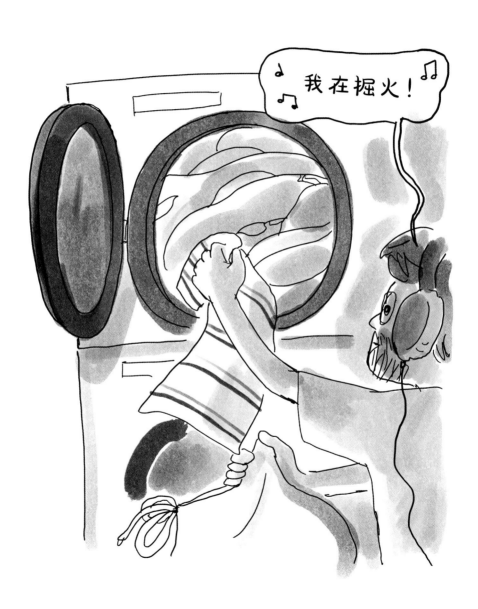

现在摆在我面前的真正问题是：
在和朋友吃饭前，我有足够的时间叠衣服吗？
还是说，我只好把它们先堆起来？
晚些时候，我会很疲惫，可能还会有点酒醉，
反正收衣服是排到最后面的事情了。

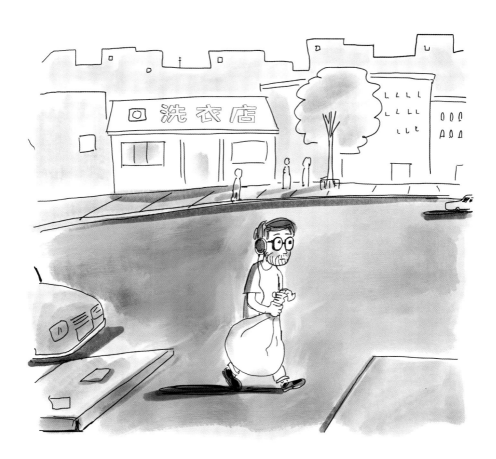

后来，吃晚餐的时候，我又恍惚了一下：
我从来没把手伸进过烘干机。

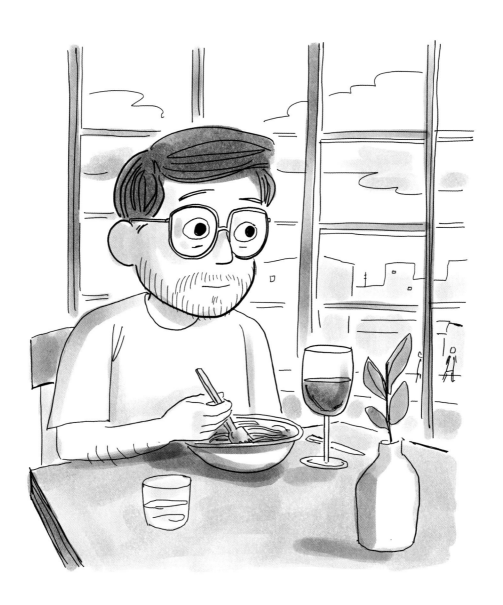

不过，我立刻又回到了正常的聊天当中。

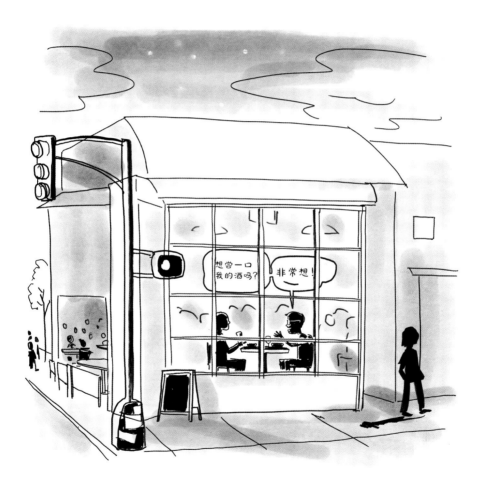

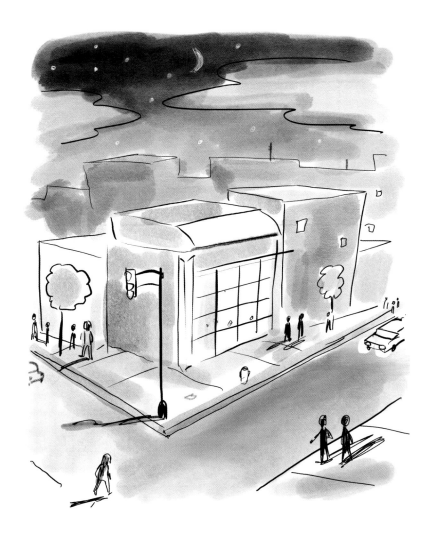

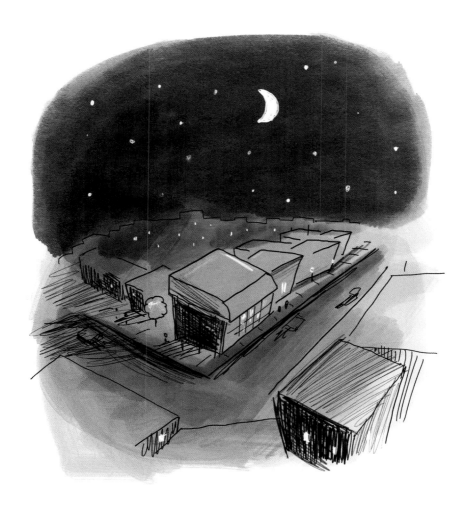

注 释

（本书注释均为译注）

第 ii 页

大卫·萨利（David Salle，1952—），美国"图像一代"（Pictures Generation）代表性艺术家，在绘画、版画、摄影、舞美设计、电影等领域均有不俗建树。

艾尔弗雷德·E.纽曼（Alfred E. Neuman）是美国 DC 漫画公司旗下《疯狂杂志》（*MAD Magazine*）固定的封面角色和吉祥物。"什么？我怕个屁！"（What, me worry?）是他的名言。

第 7 页

玛德琳·伦格尔（Madeleine L'Engle，1918—2007），美国作家。她的代表作《时间的皱褶》（*A Wrinkle in Time*）是一部融合了科幻和奇幻元素的青少年小说。

第 15 页

电影《天生一对》（*The Parent Trap*）讲述了出生不久便分别跟着离异的爸妈生活的双胞胎姐妹在偶遇彼此之后帮助家庭破镜重圆的故事，其中一个情节是姐妹俩搞恶作剧吓跑爸爸的女朋友。

第 37 页

此页图中"周刊"一词原文为weekly，下页图中"弱鸡"一词原文为weakly，二者发音一致，是作者玩的一个谐音游戏。

德克（Dirk）是时装设计师德克·毕肯伯格斯（Dirk Bikkembergs）创立的一个运动服装品牌。

第 38 页

《动作漫画》（*Action Comics*）是美国DC漫画公司旗下的杂志。

第 39 页

图中海报表现的是漫威漫画角色石头人（Thing）。"是痛击的时候了！"（It's clobberin' time!）是他的名言。

迈克尔·夏邦（Michael Chabon, 1963— ），美国作家。他的代表作《卡瓦利与克雷的神奇冒险》（*The Amazing Adventures of Kavalier & Clay*）讲述了拥有惊人画技的卡瓦利与满脑袋鬼点子的表弟克雷联手创作漫画的故事。这部小说的很多情节取材于许多美国漫画家的真实故事，就此而言，它也是一部虚构意义上的美国漫画发展史。

第 47 页

图中衣服上的"谦逊耗子"（Modest Mouse）或指同名的美国独立摇滚乐队，也可能是双关语，暗指主人公这个时段不安又羞愧的状态。

第 51 页

《外星屠异》（*Xenocide*）是美国著名科幻小说家奥森·斯科特·卡德（Orson

Scott Card，1951— ）的作品。

第 65 页

《惊奇幻想》（*Amazing Fantasy*）是漫威漫画公司推出的漫画刊物。

第 66 页

杰斯（Jas）是杰森（Jason）的昵称。

第 68 页

图中歌词来自美国另类摇滚乐队小妖精（Pixies）的歌曲《掘火》（Dig for Fire）。

第 80 页

"另一个令人难以忍受的青年"指的是哈姆雷特。"难就难在这儿"（there's the rub）是他的台词，出现于《哈姆雷特》第三幕第一场。但手持骷髅头的场景出现于此剧第五幕第一场（参见本书第125页注释）。

第 90 页

"嘎嘎小姐-加菲猫"，原文为Lady Gaga-rfield，即嘎嘎小姐（Lady Gaga）和加菲猫（Garfield）的组合。

波兹比，原文为Potrzebie，一个波兰语单词，经常出现在《疯狂杂志》的漫画中，就像是一个符号，但不表示任何意思。亚瑟（Arthur）是《疯狂杂志》漫画中出现的一株盆栽牛油果树的名字。梅尔文（Melvin），应该是指梅尔文·考兹诺夫斯基（Melvin Cowznofski），《疯狂杂志》的漫画角色，长得很像艾尔弗雷德·E. 纽曼。此外，右上角的疯狂飞船也在杂志中出现过。类似情况在本书中较为常见，不再逐一说明。

第 125 页

约里克（Yorick）是《哈姆雷特》第五幕第一场中掘墓人挖出的其中一个骷髅头的主人，他是位弄臣。在这场剧中，哈姆雷特手持该骷髅头说道："唉，可怜的约里克！"此场景的漫画形式可参见本书第80页。在这里，牛手持牛肉汉堡则是对该场景的漫画式转写（作者就此主题还画过一幅，是雪人手持雪球）。另，在作者推介给那位漫画编辑的草图中，"Yorick"（约里克）被误写成了"Yorrick"（约尔里克）。

第 133 页

这里的饲养员乐队指的是美国另类摇滚乐队The Breeders，而非英国威尔士的摇滚乐队Feeder。

第 149 页

《纸片人斯坦利》（*Flat Stanley*）是美国著名的系列童书，作者是杰夫·布朗（Jeff Brown，1926—2003）。书中的主人公斯坦利一天醒来发现自己被床边的一块布告板给压扁了，变成了一个不到十三毫米厚的纸片人。这些书一般都是以插图本的形式出版。

第 178 页

"阿耳戈英雄的船"即希腊神话里有名的阿耳戈号，船首以一块来自宙斯圣地多多纳的特殊橡木制成，这块橡木可以发出人声，并能传达神谕。

第 181 页

电影《一个明星的诞生》（*A Star Is Born*）讲述了一个日渐过气的乡村音乐明星帮助一个怀有明星梦的年轻女孩实现音乐梦想的爱情故事，迄今已有四个版本：1937年版本、1954年版、1976年版、2018年版。

"政治正确的千禧年雪花"，原文为P.C. Millennial Snowflakes（其中，P.C.是political correctness的缩写）。这里的"雪花"指的是那种以为世界围绕着自己转的过于敏感的人（据说该词的这种用法与电影《搏击俱乐部》有关）。"千禧年雪花"则是这类人中的千禧一代。政治正确是他们的一个特点。

第 191 页

"一天早上，从让人不安的梦中惊醒，发现自己变成了"一语挪用自卡夫卡《变形记》开篇的话，作者巧妙地将本书的主人公转画为一只躺在床上的昆虫，如同格里高尔的变形。

第 205 页

"跨过华盛顿"有双关意味，既指跨过这枚有美国总统华盛顿头像的硬币，也指跨过美国政治的深渊——首都华盛顿。

第 223 页

珍妮·奥德尔（Jenny Odell），美国艺术家、作家。《如何无所事事：抵制眼球经济》（*How to Do Nothing: Resisting the Attention Economy*）是她的畅销之作。

第 227 页

伯兹顿·摩尔（Birdston Moore）这个名字或戏仿自美国摇滚乐队音速青年（Sonic

Youth）主唱瑟斯顿·摩尔（Thurston Moore）的名字，也就是说，将thur换成了bird（鸟）。

第 230 页

《人鼠之间》（*Of Mice and Men*）是美国著名作家约翰·斯坦贝克（John Steinbeck，1902—1968）的代表作之一。小说的主人公雷尼患有心理障碍，他的癖好是抚摸细软的东西，但这一癖好最终毁了他，比如，他在抚摸狗崽时意外将其杀死，又在抚摸科里妻子的头发时失手将其勒死。

致 谢

谢谢莎拉·豪根（Sarah Haugen）。感谢你的最终意见。我坚信，正是有了这些意见，才让这本书能够呈现在大家面前。你精准地抓住了我的思维旋风，帮助我把它们讲述成一个故事。真的非常了不起。

丹·曼德尔（Dan Mandel），当这本书还只是一些零散的漫画时，你就对这个选题深信不疑。我永远感激你看到了它的闪光点。我们做到了！

哈珀柯林斯出版社的每一个人都让我觉得很感动，很受照顾。谢谢梅根（Megan）、法隆（Falon）、珍（Jen）和整个设计团队。

对于那帮我爱的人，我想说，没有你们，我连走出自己房间的能力都没有。当然，没有你们，就更不会有这本书。

还有很多我没有画进这部漫画，也没有把你们变成动物的人。这不是因为你们不重要，而是因为这个故事主要是在我破碎的大脑中展开的。你们比我画的任何东西都重要。德马（Dema）、伊桑（Ethan）、索菲亚（Sofia）、达纳（Dana）、汉娜（Hanna）、迪伦（Dylan）、乔丹（Jordan）、马特（Matt）、艾米丽（Emily）、莎拉（Sarah）、加伦（Garren）、艾米（Amy）、埃利斯（Ellis）、希拉里（Hilary）、艾玛（Ema）、阿德里安（Adrien）、扎因（Zain）、大卫（David）、威尔（Will）、斯凯（Sky）、伊莱亚斯（Elias）、巴里（Barry）、弗兰克（Frank）、斯蒂芬（Stephen）、保罗（Paul）、安娜（Anna）、亚当（Adam）、汉娜（Hannah）、莱拉（Lila）、阿里（Ally）、萨比娜（Sabina）、席琳（Celine）、艾琳（Erin）、茱莉亚（Julia）、谢尔比（Shelby）、科林（Colin）、爱玛（Emma）、劳伦（Lauren）、阿底提（Aditi）、杰森（Jason）、萨米（Sammy）、布莱斯（Blythe）、金妮（Ginny）、内玛（Neima）、艾薇（Ivy）、莎拉（Sara）、安迪（Andie）、凯特（Kate）、玛雅（Maya）、娜塔莉亚（Natalia）。

艾玛·艾伦（Emma Allen）和科林·斯托克斯（Colin Stokes），感谢你们的友谊，感谢你们对我作品的信任并把它们刊登在《纽约客》上。没有你们就没有今天的我。

斯科特博士（Dr. Scott），你教我画漫画，给我看柯比（Kirby）和迪特科（Ditko）。这一切都是从你开始的。史蒂文·T. 西格尔（Steven T. Seagle），你在我一无所有的时候相信了我，于是我努力振作起来。我的事业，多亏了你。山姆·维维亚诺（Sam Viviano），你在我尚未严肃对待自己作品的时候，就如此认真地对待它们，你的建议会像我的一个超我一样一直萦绕在我耳边。让我们永远都在一起享受午餐时光吧。

《疯狂杂志》里常常出现的一群白痴：瑞恩（Ryan）、戴夫（Dave）、查理（Charlie）、约翰（John）、乔（Joe）、道格（Doug）、山姆（Sam）、迪克（Dick），在我们相遇之前，你们就是我的偶像——我和我的偶像成了朋友。

我在麦克道威尔文艺营的同志们，你们激励了我，让我玩了一场漂亮的"黑手党"游戏。白天埋头于这本书的创作，晚上和你们一起吃饭的生活，是我莫大的荣幸。你们都是非凡的艺术家，是我奋斗的目标。

我的家人，妈妈、爸爸、盖塔诺（Gaetano）、罗宾（Robin）、希瑟（Heather）、奶奶、爷爷、杰里米（Jeremy）、贝基（Becky）、科亚拉（Kiara）、洛伦佐（Lorenzo）、汉娜（Hannah）、杰德（Jade）、诺娜（Nonna）、露西（Luci）、劳拉（Lara）、菲利普（Phillipe）、布鲁诺（Bruno）、克里斯（Chris）：我所能做的一切都归功于你们。感谢你们的爱、支持、慷慨、鼓励，感谢你们的艺术课，感谢你们的双关语竞赛，感谢你们阅读我写的东西，感谢你们给我看我新近喜爱的艺术家，感谢你们对我的认真对待，感谢你们从来没有对我希望一辈子都能创作漫画的想法泼过冷水。你们鼓励我把"漫画"作为我受诚礼的主题。看吧，这就是你们的成果。

感谢小精灵（Dweebs）咖啡店、卫斯理大学、《时事》、《纽约客》、罗伊萨博士（Dr. Lohitsa）、米歇尔（Michelle）、舍曲林、氯硝安定、运动裤、乔治的自定义笔刷、BK Jani 餐馆、行动者团队（Man of Action）、认知行为治疗中心、史蒂芬·菲利普森（Steven Phillipson）和福斯特·桑德利（Foster Sundry）。

艾米·布鲁姆（Amy Bloom）、琼·拉金（Joan Larkin）、索菲亚·沃伦（Sofia Warren）、纳塔莉亚·温克尔曼（Natalia Winkelman）、德玛·帕克斯顿·方（Dema Paxton Fofang）：你们都读过草稿并告诉过我你们的想法。正是听了你们的意见才使这本书变得更精彩。谢谢！谢谢！谢谢你们！

图书在版编目（CIP）数据

万事大"急"：我与强迫症的故事 /（美）杰森·亚当·卡赞斯坦著；张仲宇译 .—上海：上海社会科学院出版社，2022

书名原文：everything is an emergency: an OCD story in words & pictures

ISBN 978-7-5520-3870-5

I.①万… II.①杰…②张… III.①强迫症—精神疗法 IV.① R749.990.5

中国版本图书馆 CIP 数据核字（2022）第 082556 号

上海市版权局著作权合同登记号：09-2022-0183

拜德雅

万事大"急"： 我与强迫症的故事

Everything Is an Emergency: An OCD Story in Words and Pictures

著　　　者：［美］杰森·亚当·卡赞斯坦（Jason Adam Katzenstein）
译　　　者：张仲宇
出　品　人：佘　凌
责 任 编 辑：熊　艳
书 籍 设 计：雨　萌
出 版 发 行：上海社会科学院出版社
　　　　　　上海顺昌路 622 号　邮编：200025
　　　　　　电话总机：021-63315947　销售热线：021-53063735
　　　　　　http://www.sassp.cn　E-mail: sassp@sassp.cn
照　　　排：重庆角瓜文化创意设计工作室
印　　　刷：上海盛通时代印刷有限公司
开　　　本：720 毫米 ×1000 毫米　1/16
印　　　张：16.25
字　　　数：249 千字
版　　　次：2022 年 7 月第 1 版　2022 年 7 月第 1 次印刷

ISBN 978-7-5520-3870-5/R·066　　　　　　　　定价：88.00 元

版权所有，翻印必究

Everything Is an Emergency: An OCD Story in Words and Pictures,
by Jason Adam Katzenstein

Copyright © 2020 by Jason Adam Katzenstein

Simplified Chinese translation copyright © 2021 by Chongqing
Yuanyang Culture & Press Ltd.

All rights reserved.

版贸核渝字（2021）第 288 号